Knaur

Alle Angaben in diesem Buch beruhen auf dem aktuellen Stand von Wissenschaft und Forschung. Grundsätzlich sollten jedoch alle Befindlichkeitsstörungen mit einem Arzt besprochen werden, ehe eine Selbstbehandlung vorgenommen wird. Insbesondere muß abgeklärt weraden, daß die vorliegenden Beschwerden nicht Symptome von Krankheiten sind, die dringender ärztlicher Behandlung bedürfen. Für den Erfolg bzw. die Richtigkeit der Anwendungen in jedem Einzelfall können Autoren, Produzenten oder Verlag keinerlei Gewähr übernehmen.

Über den Autor:

Thomas Karrer ist Heilpraktiker und betreibt seit 1996 als Mitglied des Fachverbandes Deutscher Heilpraktiker eine eigene Praxis in Dorfen bei München. Behandlungsschwerpunkte sind Allergien, Immunschwäche, rheumatische Erkrankungen und andere Stoffwechselstörungen sowie Ernährungsstörungen. Neben der klassischen Augendiagnose, Homöopathie und Akupunktur basiert sein Behandlungskonzept auch auf der Pflanzenheilkunde.

Thomas Karrer

Grüner Tee

Lebenselixier zum Genießen, Entspannen und Heilen
Natürliche Selbsthilfe bei Alltagsbeschwerden

Knaur

Besuchen Sie uns im Internet:
www.droemer-knaur.de

Originalausgabe März 1999

Redaktion: Maryna Zimdars
Umschlaggestaltung: Agentur Zero, München
Satz: Ventura Publisher im Verlag
Druck und Bindung: Ebner Ulm
Printed in Germany
ISBN 3-426-82248-2-1

5 4 3 2 1

Inhalt

Vorwort: Die sanfte Kraft des grünen Tees 7

Grüner Tee – ein Überblick 9

Ursprung der Teekultur 9

Woher stammt der Tee in Ihrer Tasse? 11

Herstellung von Grünem Tee 14

Wirkungsspektrum des Grünen Tees 15

Möglichkeiten und Grenzen 15

Mögliche Nebenwirkungen 17

Kraftvolle Inhaltsstoffe 17

Koffein in Grünem Tee und in Kaffee 35

Das Geheimnis liegt in der Ziehdauer 38

Ist Koffein giftig? 39

Lebenselixier für Körper und Seele 40

Grüner Tee – mehr als ein Getränk 48

Warenkunde Grüner Tee 55

Anwendungswegweiser 69

Die richtige Zubereitung 69

Wasser und Kanne – Paten des guten Tees 72

Grüner Tee in der Küche 77

Grüner Tee in der Hausapotheke 85

Grüntee-Kosmetik 89

Gesundheitspraxis Grüner Tee 93

Tabelle: Heileigenschaften auf einen Blick 94

Grüner Tee für besondere Anlässe 95

Vorbeugen und Heilen mit Grünem Tee 98
Herz-Kreislauf-Erkrankungen 105
Magen-Darm-Beschwerden 109
Verschiedene Stoffwechselstörungen 117
Hautleiden 128
Zahnpflege und Mundhygiene 131
Hilfe bei Krebserkrankungen 136

Anhang 141
Büchertips 141
Hilfreiche Adressen 141
Register 142

Vorwort: Die sanfte Kraft des Grünen Tees

»Wer Tee trinkt, vergißt den Lärm der Welt.« Dieses Zitat aus einer sehr alten chinesischen Schrift verrät die große Achtung, die die Menschen im Reich der Mitte ihrer ausgeprägten Teekultur entgegenbringen. In den Mutterländern des Teegenusses, China und Japan, war mit »Tee« immer der Grüne Tee gemeint, der im westlichen Kulturkreis bis heute eine eher untergeordnete Rolle im Schatten des weitaus üblicheren Schwarzen Tees spielt. Dabei ist der Grüne Tee ein erstklassiges Heilmittel und kann den wahren Teekenner durch sein exquisites, feinherbes Aroma immer wieder überzeugen. Die große Vielfalt der Sorten gewährleistet, daß für jeden Geschmack etwas Passendes zu finden ist.

DIE ENTDECKUNG DES TEETRINKENS

Gut 3000 Jahre vor unserer Zeitrechnung lebte der chinesische Kaiser Sheng-Nung. Er pflegte auf seinen Reisen durch das riesige Land nur abgekochtes Wasser zu trinken. Eines Tages ergab es sich, daß dem Diener des Kaisers beim Abkochen von Flußwasser unbemerkt einige Blätter der als Brennmaterial verwendeten Zweige, die er am Flußufer gesammelt hatte, in den Kessel fielen. Der Diener bekam es mit der Angst zu tun, als er sein Mißgeschick bemerkt hatte, und wollte das goldgelb verfärbte Wasser wegschütten, bevor der Kaiser das Malheur bemerken würde. Doch Sheng-Nung war, von Durst getrieben, schon zugegen und beschloß, das Getränk zu kosten, dessen Farbe und feiner Geruch ihn anzogen. Er war von dem lieblichen Aroma und der belebenden Wirkung sogleich derart begeistert, daß er beschloß, in Zukunft nur noch dieses köstliche Getränk zu sich zu nehmen.

Für Europäer ist diese Geschichte aus China wahrscheinlich etwas zu blumig und erinnert eher an ein Märchen als an einen historischen Bericht. Allerdings ist es sehr wahrscheinlich, daß das Zubereiten einer Abkochung aus Teeblättern wirklich per Zufall entdeckt wurde. Vielleicht war es aber ein kleiner Mann oder ein Mönch, der den Grünen Tee entdeckt hat.

Grüner Tee – ein Überblick

Ursprung der Teekultur

Bei der Frage nach dem wahren Ursprung der Teebereitung streiten sich die Gelehrten. Sowohl eine indische wie auch eine chinesische Stammpflanze des Teestrauches sind bekannt. In beiden Kulturkreisen spielte der Tee in Religion, Medizin, Alltag und Überlieferung eine große Rolle. Es ist durchaus vorstellbar, daß sich in beiden fernöstlichen Regionen die Teekultur unabhängig voneinander entwickelt hat. In China jedenfalls ist der Grüne Tee seit fast 5000 Jahren bekannt und wurde vor allem als belebendes und vielseitiges Heilmittel geschätzt.

LEBENSMITTEL GRÜNER TEE
In der chinesischen Medizin sind die Grenzen zwischen Heil- und Nahrungsmittel fließend, da Ernährung und Gesundheit nach chinesischer Ansicht nicht voneinander trennbar sind. Eine Erkenntnis, die sich auch in der westlichen Welt immer mehr durchzusetzen beginnt. In diesem Teil der Erde gehört der Grüne Tee eher zu den »Lebensmitteln«.

Von China aus hat der Grüntee den langen Weg in die ganze Welt angetreten. Etwa im 6. Jahrhundert n. Chr. brachten ihn buddhistische Mönche nach Japan. Sie hatten den belebenden Tee in chinesischen Klöstern kennen- und liebengelernt. Zen-Mönche aus dem Land der aufgehenden Sonne entwickelten schließlich auch die berühmte japanische Teezeremonie. Sie fanden in der rituellen Teezubereitung eine wertvolle Hilfe auf dem Weg, der sie zur Erleuchtung führen sollte.

Auch in Tibet begannen die Menschen im 7. Jahrhundert n. Chr. den Grünen Tee zu schätzen. Dort war er nicht, wie zunächst in Japan, den Mönchen und Priestern vorbehalten, sondern ein willkommener Vitamin- und Gesundheitsspender für die ganze Bevölkerung der kargen und unwirtlichen Bergregionen des Himalaja.

Die ersten Schiffsladungen mit Grüntee erreichten Europa erst sehr viel später über Amsterdam im Jahre 1610. Allerdings hatten die holländischen Händler mit ihrem feuchten und angeschimmelten Tee zunächst wenig Erfolg.

Lieselotte von der Pfalz (1652–1722) schrieb in einem Brief an ihren Schwager Ludwig XIV., daß Tee ihr vorkomme wie ein Gebräu aus Heu und Mist. Beliebter bei den hohen Herrschaften war der auf unendlich langen Handelswegen um 1650 auf dem Landwege von China über Rußland nach England transportierte Tee. Was die Schiffahrt anbelangt, wurde keine Mühe gescheut, um die wertvolle Fracht schnell und in gutem Zustand von Asien nach Europa zu bringen. Bis zur Aufhebung des Monopols im Jahre 1833 gelangte Tee nur mit den Schiffen der englischen East India Company nach Europa.

Ab Mitte des 19. Jahrhunderts machten amerikanische Seeleute mit ihren enorm schnellen, spitzen und flachen Segelschiffen den europäischen Händlern erfolgreich Konkurrenz. Tee war inzwischen zu einem in breiten Bevölkerungsschichten beliebten Getränk avanciert. Anfang des 19. Jahrhunderts wurde damit begonnen, Schwarzen Tee zu importieren und seine Verbreitung als Alternative zu den alkoholischen Rauschmitteln des einfachen Volkes zu propagieren. Von diesem Zeitpunkt an geriet der seither importierte Grüne Tee in Europa zunehmend wieder in Vergessenheit.

Woher stammt der Tee in Ihrer Tasse?

Sämtliche Teesorten werden aus unterschiedlichen Varietäten zweier Stammpflanzen gewonnen. Es handelt sich dabei botanisch gesehen um Kameliengewächse, das ist eine der über 30 Gattungen aus der Familie der Theaceae – der Teegewächse. Die eine der Ur-Teepflanzen ist die *Camellia sinensis,* also die chinesische Teepflanze, die andere heißt *Camellia assamica,* die indische Assam-Teepflanze.
Die kleinere chinesische Teepflanze kann bis zu sechs Meter hoch werden und ist robuster und klimabeständiger als ihre indische Verwandte. Assamtee braucht viel Sonne, Wärme und Feuchtigkeit und verträgt weder Frost noch allzu große Hitze. Chinatee kann auch Frostperioden und Trockenheit überdauern.
Die meisten pflanzlichen Nahrungsmittel, die sich der Mensch im Laufe der Evolution nutzbar gemacht hat, nehmen ihren Ausgangspunkt bei den robusten, urtümlichen Wildpflanzen. Nach und nach hat der Mensch dann durch Kultivierung und Pflege ertragreichere, dafür aber weniger widerstandsfähige Sorten gezüchtet. In der größeren Robustheit der Camellia sinensis könnten Sie also ein Indiz dafür sehen, daß diese Sorte die ursprüngliche Mutterpflanze ist.

In Teeplantagen werden die Pflanzen immer auf einer für das Pflücken günstigen Höhe von ein bis zwei Metern gehalten. Durch das konsequente Beschneiden wird die Pflanze permanent zum Wachstum angeregt, so daß in tropischen Gebieten über dreißigmal und in kühleren Berggegenden immerhin noch viermal pro Jahr geerntet werden kann.

Nach den jeweils vorherrschenden regionalen Gegebenheiten können sich Teepflanzen gut an ihre Lebensbedingungen anpassen, so daß eine Vielzahl von sogenannten Hybriden entstanden ist, von denen der Tee-Anbauer die für seine Plantage geeignetste auswählen kann. Für den Grüntee hat sich weltweit die in Japan gezüchtete Hybride *Camellia japonica* durchgesetzt.

Wie bei einem guten Wein oder edlem Obst schwankt die Qualität des letztendlich erzeugten Tees natürlich durch Faktoren wie dem jeweiligen Jahresklima, der Höhenlage, der Sonneneinstrahlung, der Bodenbeschaffenheit und der Anbaumethode. Werden auf einer Plantage chemische Dünge- und Spritzmittel verwendet, um quantitativ soviel Tee wie nur möglich ernten zu können, ist es verständlich, wenn die Qualität und der gesundheitliche Wert des Produktes leiden. Ganz abgesehen von den Nachteilen, die in Form von Rückständen giftiger Spritzmittel in Ihrer Tasse landen, nehmen sowohl die Teepflanzen als auch die Arbeiter und die Natur bei solchen Methoden Schaden.

Eine Vielzahl ökologisch orientierter Händler bietet inzwischen in Deutschland hervorragende Qualität aus kontrolliert biologischer Erzeugung an.

Die besten Anbaugebiete des Grünen Tees befinden sich auf dem chinesischen Festland, in Japan und auf Taiwan (Formosa). Über 25 % der Tee-Weltproduktion stammen aus China. Davon sind rund 80 % Grüner Tee. Nur Indien übertrifft das Reich der Mitte in der produzierten Teemenge. Von dort kommen etwa 30 % des auf der ganzen Welt getrunkenen Tees. Allerdings fast ausschließlich Schwarzer Tee.

Die riesige und menschenreiche Volksrepublik China kann viele verschiedene Teesorten von zum Teil hervorragender Qualität kostengünstig in großen Teeplantagen produzieren. Die Anbaugebiete befinden sich vor allem in südlichen und mittleren Bergregionen.
In Japan wird in überwiegend kleineren Teegärten ebenfalls ein exquisiter Grüntee kultiviert. Hier wird die Stammpflanze Camellia sinensis bevorzugt und liefert fast ausschließlich handgepflückte Spitzentees in alle Welt.
Die Japaner trinken ihren Tee überwiegend selbst. Von den Jahr für Jahr produzierten 85 000 Tonnen werden lediglich knapp 500 Tonnen exportiert, das ist weniger als ein Prozent! Kein Wunder also, daß die besten Studien über den gesundheitlichen Wert des Grünen Tees aus Japan stammen.
Auf Formosa, dem heutigen Taiwan, werden vor allem halbfermentierte Teespezialitäten hergestellt, sogenannte Oolong-Tees. Für diese Tees kommen nur Teeblätter von Spitzenqualität in Frage, und die Herstellung ist relativ aufwendig. Daher zahlen Teekenner gerne Höchstpreise für diese Ware. Allerdings gibt es aus Taiwan auch zunehmend Grüntees, die mit ätherischen Ölen versetzt wurden, um sie dem europäischen Geschmack eher anzupassen. Für den Teepuristen ist das ein Greuel, für taiwanesische Teeproduzenten ein Versuch, aus ihrem Nischendasein herauszukommen.
Auch in Indonesien, Afrika, Südamerika und ehemaligen Mitgliedsländern der Sowjetunion gibt es Grünteeproduzenten, die aber nur ein ganz kleines Stück vom Kuchen abbekommen. Bei den traditionellen Schwarztee-Exportländern Indien und Sri Lanka hat der Grüntee überraschenderweise keine allzu große wirtschaftliche Bedeutung.

Herstellung von Grünem Tee

Schwarzer und Grüner Tee werden von der gleichen Teepflanze geerntet und unterscheiden sich eigentlich nur in der weiteren Verarbeitung der Teeblätter. Grüner Tee wird nach der Ernte so bald wie möglich kurzzeitig und stark erhitzt. Je nach Teesorte und Tradition des Anbaugebietes gibt es unterschiedliche Verfahren, die alle denselben Zweck verfolgen: Bakterien und Enzyme sollen außer Gefecht gesetzt werden. Sie sind normalerweise dafür verantwortlich, daß nach der Ernte viele der Hunderte von Inhaltsstoffen mit dem Sauerstoff aus der Luft reagieren und völlig neue Verbindungen eingehen. Dieser Prozeß heißt Fermentation und wird beim Schwarzen Tee richtiggehend gefördert und sorgfältig gesteuert. Wird, wie beim Grünen Tee, die Fermentation unterbunden, behält das Teeblatt den ursprünglichen Charakter der Teepflanze fast vollständig.

Günstig wirkende Bestandteile – Vitamine, Gerbstoffe und vieles mehr – bleiben erhalten und kommen der Gesundheit und dem Wohlbefinden des Teetrinkers zugute.

Erhitzt werden die frisch geernteten Teeblätter meistens durch eine Behandlung mit Wasserdampf oder in rotierenden Metalltrommeln, mit deren erhitzten Wänden die Blätter in Berührung kommen. In einigen kleineren, sehr traditionellen Anbaugebieten in China wird der Tee auch noch durch sorgsames Rösten von Hand in großen Pfannen oder Kesseln über einem offenen Feuer vor der Fermentation bewahrt.

Rein äußerlich gesehen behalten die Teeblätter ihre natürliche dunkel- bis olivgrüne Farbe. Die einzelnen Zellen des Blattes bleiben weitgehend unbeschädigt und bewahren somit eine viel größere Fülle heilsamer Inhaltsstoffe, als sie im Schwarzen Tee zu finden sind.

Um nach dem ersten Erhitzen die restliche Feuchtigkeit aus

dem Teeblatt zu entfernen, wird der Tee in flachen Kesseln nochmals zum Trocknen erwärmt, dann in speziellen Maschinen oder von Hand gerollt.

Wirkungsspektrum des Grünen Tees

Grüner Tee regt an, aber nicht auf. Anders als beim Kaffee, dessen Koffein sich schockartig im ganzen Körper verteilt und Herz und Kreislauf belastet, ist das anregende Alkaloid im Grünen Tee an Gerbstoffe gebunden und wird im Körper langsam und schonend freigesetzt.
Vitamine und Mineralstoffe bleiben erhalten, die sonst der Fermentation zum Opfer fallen würden. Dadurch hat Grüner Tee einen stimulierenden Effekt auf den ganzen Organismus und den Stoffwechsel des Menschen. Regelmäßiger Teegenuß fördert die Durchblutung, schärft die geistige Wachheit, unterstützt die Widerstandskräfte des Körpers, fördert die Verdauung und reinigt gleichsam über die Harnorgane. Zur Vorbeugung und Therapie weit verbreiteter Leiden wie Arteriosklerose, Bluthochdruck, hohem Cholesterinspiegel und der Zuckerkrankheit leistet Grüner Tee gute Dienste.

Möglichkeiten und Grenzen

Vorsicht jedoch vor übertriebener Euphorie und überzogenen Erwartungen: Grüner Tee ist kein Wundermittel!
Die moderne Medizin hat in vielen Bereichen hervorragende Fortschritte gemacht, und dennoch steigt die Zahl der chronisch kranken Menschen ständig an. Das liegt einerseits an der erheblich gestiegenen Lebenserwartung und dem Tribut, den die Hektik der modernen Lebensweise unserer Gesundheit

abverlangt. Andererseits nimmt die Bedrohung durch Seuchen und Infektionskrankheiten weltweit deutlich zu. Daran sind beileibe nicht nur die schlechten hygienischen Verhältnisse in vielen ärmeren Ländern schuld, sondern auch die unreflektierte, massenhafte Verschreibung von Antibiotika in den letzten Jahrzehnten. Immer mehr Krankheitserreger werden resistent, also unempfindlich auf diese Medikamente. Sinnvoller ist es jedoch, die Menschen in vielen Fällen zu einer Änderung ihrer Lebensweise anzuhalten und die Beschwerden mit natürlichen Mitteln anzugehen.

WICHTIG

Grüner Tee kann genausowenig wie andere natürliche Heilmittel die Diagnostik und Therapie eines erfahrenen Arztes oder Heilpraktikers ersetzen.

Grüner Tee kann die Folgen einer fortgesetzten gesundheitsschädigenden Lebensweise nicht neutralisieren. Genußmittelmißbrauch, Streß, Hektik, Bewegungsmangel und falsche Ernährung sind die Hauptursachen von Zivilisationskrankheiten und sollten zugunsten einer besseren Lebensqualität und Gesundheit beseitigt werden.
Grüner Tee unterstützt Ihre Bemühungen auf dem Weg zu einer naturgemäßen und gesünderen Lebensweise hervorragend. Er ist eine Alternative zu zucker- und alkoholhaltigen Getränken. Erhält ein Kind zusätzlich zu seiner täglichen Tasse Grüntee regelmäßig Süßigkeiten und zuckerhaltige Getränke, wird der zahnerhaltende Effekt des Tees eher bescheiden ausfallen. Wird dagegen der Zuckerkonsum gleichzeitig auf ein vernünftiges Maß reduziert, bietet der Tee eine Möglichkeit, die Zähne Ihrer Kinder zu schützen und zu erhalten.

Grüner Tee ist in erster Linie ein gesundes Lebensmittel, das Krankheiten vorbeugen und deren Behandlung wirksam unterstützen kann. Er kann auf keinen Fall Ihr Bemühen um eine naturgemäße und gesunde Lebensweise ersetzen!

Mögliche Nebenwirkungen

Grüner Tee hat keine Nebenwirkungen im klassischen Sinne. Sehr empfindliche Personen sollten allerdings darauf achten, daß Grüner Tee Koffein enthält, wenn auch in wesentlich bekömmlicherer Art und Weise als Kaffee oder Schwarzer Tee. Deshalb kann der Genuß zu Unruhe und Einschlafstörungen führen. Grüner Tee regt sanft über das zentrale Nervensystem an und nicht über Herz und Kreislauf. Daher sind Nebenwirkungen wie Herzklopfen und Schlaflosigkeit eher selten.
Allerdings reagiert jeder Mensch anders, deshalb sollten Sie selbst austesten, wieviel Ihnen guttut.

Kraftvolle Inhaltsstoffe

Erfahrungs- und Naturheilkunde beurteilen in der Regel die Wirksamkeit eines Heilmittels aus einem anderen Blickwinkel als Wissenschaft und Schulmedizin.
Der Wissenschaftler versucht genau zu erklären, welcher Wirkstoff einer Pflanze welchen Effekt im Organismus des Menschen hervorruft. Einzelne Substanzen werden isoliert und ihre Wirkungen als Monosubstanz erforscht und beurteilt. Diese umfangreiche und hochkomplexe Wirkstoffkombination ist aus der harmonischen, von der Natur seit Jahrmillionen gesteuerten Entwicklung der Pflanze entstanden. Wurzeln, Zweige, Blätter und Blüten stellen genauso eine Ganzheit dar

wie das mannigfache Gemisch an chemischen Stoffen im Inneren des pflanzlichen Lebewesens. Deshalb muß die Wirkung eines Naturheilmittels immer als Summe der Wirkungen aller in der Pflanze vorkommenden Substanzen gesehen werden. Schon mehr als einmal mußten die Wissenschaftler erstaunt feststellen, daß eine einzelne Substanz beim Patienten ganz anders wirkt als im natürlichen Verbund der Inhaltsstoffe der ganzen Pflanze. Deshalb lassen sich die hervorragenden gesundheitsspendenden Eigenschaften des Grünen Tees sicherlich nur durch die mannigfachen Wechselwirkungen und Beziehungen seiner zahlreichen Komponenten erklären. Naturgerechte Pflanzenzucht, sorgsame Ernte und eine verantwortungsvolle Verarbeitung der Teeblätter garantieren den bestmöglichen Gewinn für Ihre Gesundheit. Durch das Verhindern der Fermentation bleiben diese Eigenschaften auch erhalten und gehen durch Transport und Lagerung nicht verloren.

> Im Teeblatt konnten bis heute über 400 verschiedene Substanzen chemisch identifiziert werden. Ein großer Teil davon sind ätherische Öle und Aromastoffe. Viele Substanzen kommen nur in winzigen Spuren vor.

Die wichtigsten Inhaltsstoffe des Grünen Tees:

- Gerbstoffe:
  Tannine, Katechine
- Mineralien und Spurenelemente:
  Kalium, Kalzium, Eisen, Fluor, Jod, Zink, Mangan, Phosphat, Magnesium, Kupfer, Aluminium
- Vitamine:
  Vitamin B_1, B_2, Pantothensäure (Vitamin B_3), Niacin (Vit-

amin PP oder B5), Biotin, Vitamin C, Carotin (Provitamin A), Vitamin E, Kapillarschutzstoffe, Vitamin K

- Alkaloide:
  Koffein, Theophyllin, Theobromin
- Flavonoide
- Aminosäuren, beispielsweise Glutaminsäure
- Peptide, zum Beispiel Glutathion
- Ätherische Öle und Aromastoffe:
  über 300 verschiedene, teilweise antimikrobiell wirksame Substanzen
- weitere Inhaltsstoffe:
  Zellulose, Fettstoffe, Bitterstoffe, Saponine, Polysaccharide, Wachse, Harnstoffe

Gerbstoffe

In einer gerbstoffhaltigen Pflanze sind Tannine und andere Gerbstoffe in der Regel an Eiweißstoffe gebunden. Dadurch wirken sie langsam über einen längeren Zeitraum entzündungshemmend in Magen und Darm. Isolierte Tannine schädigen die Schleimhaut in Magen und Darm, weil sie körpereigenes Eiweiß zur Gerinnung bringen würden. Im natürlichen pflanzlichen Stoffverbund, wie beispielsweise im Grünen Tee, sind sie die besten Mittel zur Wundbehandlung. Innerlich wie äußerlich wirken sie adstringierend, also zusammenziehend, und fördern die Wundheilung.
Bei Verletzungen der Haut verbinden sie sich mit Eiweißstoffen und schaffen so schnell einen schützenden Wundschorf über der Verletzung.

- Grüner Tee eignet sich dank seiner Gerbstoffe ausgezeichnet als Erste-Hilfe-Maßnahme und zur unterstützenden Behandlung bei akuten und chronischen Durchfällen, Magenschleimhautentzündungen, verschiedenen Darmentzündungen, leichten Blutungen in Magen und Darm und bei Dysbakterie.

Dysbakterie ist eine Störung der natürlichen Darmbesiedlung mit verschiedenen Bakterien. Ohne diese Mikroorganismen kann Nahrung nicht verdaut werden. Diese sogenannte Darmflora schützt das Immunsystem, das zu mehr als zwei Dritteln in der Darmschleimhaut angesiedelt ist, vor Erregern und Fremdstoffen, die Allergien hervorrufen. Symptome dieser Störung sind Beschwerden wie Blähungen und Unwohlsein bis hin zu massiven Befindensstörungen, Kopfschmerzen, Erschöpfung und Allergien.

Bitterstoffe

Damit die Nahrung ohne Beschwerden verdaut werden kann, müssen Speicheldrüsen, Magen, Bauchspeicheldrüse, Leber und Gallenblase genügend Verdauungssäfte produzieren. Diese Funktion fördern und harmonisieren die Bitterstoffe.

Saponine

Die Saponine, eine Gruppe stickstofffreier Glykoside, ergänzen die Gerb- und Bitterstoffe um weitere positive Eigenschaften. Sie werden über die Darmwand kaum aufgenommen, fördern aber die Resorption vieler anderer, wichtiger Nährstoffe, die sonst teilweise wieder ausgeschieden würden. Außerdem können sie Fettstoffe an sich binden und verhindern so, daß übermäßig viel Fett aus der Nahrung in das Blut gelangt.

Saponine unterstützen also die Behandlung erhöhter Blutfettwerte schon im Darm, also direkt an der Wurzel des Übels.
Pilze haben eine fetthaltige Zellwand, die von den Saponinen regelrecht aufgelöst wird. Dadurch wirken die Saponine im Grünen Tee auch der Candidose des Darmes und äußerlich dem Pilzbefall von Haut und Nägeln entgegen. Candida ist ein Hefepilz, der bei schlechter Ernährung, Antibiotika-Behandlungen und allgemeiner Abwehrschwäche den Darm überwuchern und zu erheblichen Gesundheitsstörungen führen kann.
Die bis jetzt erwähnten Eigenschaften machen den Grünen Tee zu einem wirksamen Heilmittel für Haut und Verdauungsorgane. Der Begriff »Gerbstoffe« sollte Sie nicht abschrecken, er bezieht sich zwar ursprünglich auf die stark konzentrierten pflanzlichen Wirkstoffe, die früher zur Ledergerberei verwendet wurden, bezeichnet aber bei Heilpflanzen Stoffe, die die Haut widerstandsfähiger und robuster gegenüber schädlichen Umwelteinflüssen machen.
Diese Gerbstoffe beeinflussen auch noch die Wirkung des Koffeins auf unseren Organismus: Sie verzögern die Aufnahme des Reizstoffes und bremsen dadurch seinen aufputschenden Effekt. Sie wissen sicherlich, daß Schwarzer Tee, der länger als fünf Minuten gezogen hat, deutlich weniger anregt als nach rund drei Minuten Ziehdauer.
Das liegt daran, daß die Gerbstoffe langsamer als das Koffein in den Sud übergehen und beim länger gezogenen Tee die Koffeinwirkung bremsen. Obwohl Grüner Tee mehr Koffein enthält als Schwarzer Tee, wirkt er dank der vielen Gerbstoffe über längere Zeit anregend und nicht kurzfristig aufregend.

Epigallo-catechin-3-gallat (EGCG)

Dieser spezielle Wirkstoff des Grünen Tees erregt wegen seiner deutlichen Schutzwirkung gegen Krebserkrankungen seit einigen Jahren das Interesse der Wissenschaftler. Chemisch gesehen handelt es sich um ein Katechin, also einen Gerbstoff. US-amerikanische, australische und japanische Forscher haben festgestellt, daß EGCG das Enzym Urokinase blockiert. Urokinase ist an sich ein wichtiges körpereigenes Enzym, das die Fibrinolyse, also die Auflösung von Blutgerinnseln fördert und in vielen Geweben des Körpers vorkommt. Die Wissenschaftler fanden heraus, daß dieses Enzym in Krebszellen in besonders hoher Konzentration vorliegt und dies den Krankheitsprozeß vorantreibt. EGCG blockiert die Urokinase und könnte somit die Masse und Ausbreitung bestehender Tumore und deren Neubildung reduzieren.

WICHTIG

Studien, die das japanische Gesundheitsministerium in Auftrag gegeben hat, konnten nachweisen, daß Grüner Tee, vermutlich wegen des EGCG-Gehaltes, die Entwicklung von Darmtumoren, Lungenmetastasen und das Wachstum von Magen-, Leber- und Hautkrebs hemmen kann, wenn er regelmäßig getrunken wird.

Daraus erklärt sich auch die statistische Tatsache, daß in Japan einige Krebsarten deutlich seltener als in Europa oder den USA auftreten. Sicherlich spielen dabei auch andere Faktoren noch eine Rolle. So scheint sich der hohe Algenkonsum der Japaner ebenfalls in dieser Richtung zu bewähren.
EGCG führt keineswegs zu einer verstärkten Blutgerinnung, die das Risiko von Schlaganfällen, Embolien oder Thrombosen

erhöhen würde. Im Gegenteil – es wirkt hemmend auf die Blutgerinnung, ähnlich wie die Salicylacetylsäure, der Wirkstoff des Aspirins, den sich die Forscher aus der Natur abgeschaut haben. EGCG verhindert zu einem gewissen Grad das Aneinanderlagern der Blutplättchen, das an ungünstigen Engstellen im Blutkreislauf zu einem Gefäßverschluß führen könnte.

Vor allem das EGCG wird bei der Fermentation der Teeblätter zu Schwarztee sehr rasch umgebaut. Es entstehen Theaflavine und Thearubigine, die für Geschmack und Farbe des Schwarztees verantwortlich sind, aber bei weitem nicht mehr den gesundheitlichen Wert haben wie die Gerbstoffe und Katechine des Grünen Tees.

Mineralien und Spurenelemente

Rund 80 Billionen Zellen bilden den Organismus eines einzelnen Menschen. Jede dieser unzähligen Körperzellen ist auf irgendeine Weise mit allen anderen Zellen vernetzt, hat ihre spezielle Aufgabe zu erfüllen, muß mit Nährstoffen versorgt und von Schlacken gereinigt werden. Mineralstoffe wie Kalzium, Phosphor, Eisen, Magnesium, Natrium, Kalium, Chlor und Schwefel machen nur rund vier Prozent des Körpergewichtes aus. Das Mineral Eisen schlägt dabei mit 3,5–4,5 g zu Buche. Die wegen ihrer geringen Konzentration als Spurenelemente bezeichneten Mineralien wie Kupfer, Mangan, Selen, Fluor, Jod oder Zink bilden einen noch wesentlich geringeren Anteil im Organismus. Bei einem 80 kg schweren Menschen ergibt die Summe aller Spurenelemente nur rund 8 g, das sind 0,01 % des Körpergewichtes. Mit durchschnittlich 2 g ist Zink das am höchsten konzentrierte Spurenelement.

Im Vergleich zu dem, was Sie täglich an Fett, Eiweiß und

Kohlenhydraten essen, ist die Menge der aus der Nahrung benötigten Mineralien und Spurenelemente wirklich verschwindend gering. Lange dachten die Ernährungswissenschaftler auch, daß sie nur von untergeordneter Bedeutung seien.

Nun zeigt sich aber immer deutlicher, daß gerade diese Mineral- und Spurenstoffe absolut unerläßlich für praktisch alle biochemischen Vorgänge in unseren Körperzellen sind.

- Eines dieser Spurenelemente ist das Metall Zink, das sich in Tausenden von Enzymen aktiv am Stoffwechselgeschehen beteiligt, das Immunsystem aktiviert, freie Radikale im Körper abfängt, für die Fruchtbarkeit unverzichtbar ist und sogar für Gehirn und Denkleistung große Bedeutung hat. Zink kann nicht im Körper gespeichert werden und muß doch Tag für Tag jeder Körperzelle zur Verfügung stehen. Besonders wichtig ist das Spurenelement Zink für Schwangere, Heranwachsende, alte Menschen und bei Immunschwäche.
- Eisen ist zur Bildung der roten Blutkörperchen nötig. Hämoglobin ist eine eisenhaltige Eiweißverbindung, die in den roten Blutkörperchen den Sauerstoff der Atemluft an sich binden, transportieren und an die Organe abgeben kann.
- Ohne Magnesium und Phosphor wäre keine Energiespeicherung und -freisetzung im Organismus möglich.

Die Spurenelemente Fluor und Mangan sollen noch extra erwähnt werden, da Grüner Tee im Vergleich zu anderen Nahrungsmitteln auffallend große Mengen enthält.

> Grüner Tee ist reich an den verschiedensten Mineralien und Spurenelementen. Wenn Sie ihn regelmäßig trinken, bietet er sich als hervorragende, gut verträgliche Quelle für diese Vitalstoffe an.

- Fluor kommt in der Natur nicht in seiner chemischen Reinform vor, da es sich heftig, mitunter explosionsartig mit anderen Elementen zu sogenannten Fluoriden verbindet. Solche Fluoride bietet uns der Grüne Tee auch an. Fluor wird vor allem für die Festigkeit und das Wachstum gesunder Zahnsubstanz gebraucht.
- Das natürlich im Grünen Tee enthaltene Fluorid reicht für die Kariesprophylaxe bei Kindern aus, wenn Ihr Kind täglich ein bis zwei Tassen trinkt. Dadurch umgeht man auch die möglichen Nebenwirkungen der künstlichen Fluorprophylaxe mit fluorhaltigen Zahncremes oder Mundwässern.
- Fluor ergänzt die antibakterielle Wirkung verschiedener Bestandteile des Grünen Tees. Bestimmte Streptokokken, die die Mundschleimhaut besiedeln, werden durch Spülen mit Grünem Tee in Schach gehalten. Diese Bakterien sind besonders aggressiv gegen den Zahnschmelz und rufen Karies hervor.
- Mangan ist ein Schwermetall und gehört zu den essentiellen Spurenelementen, die Sie täglich mit der Nahrung aufnehmen müssen. Der Tagesbedarf liegt bei 2 bis 3 Milligramm, das sind 2 bis 3 Tausendstel Gramm. Vernachlässigbar wenig werden Sie vielleicht sagen, aber das stimmt nicht. Dieses Spurenelement aktiviert zahlreiche Enzyme, ohne die wichtige Stoffwechselprozesse nicht ablaufen können. So kann die UDP-Glucotransferase, ein zentrales Enzym im lebenswichtigen Kohlenhydratstoffwechsel, nicht ohne Mangan arbeiten. Auch am Fett- und Eiweißstoffwechsel und dem Aufbau des Bindegewebes ist das Spurenelement beteiligt. Ein Mangel an Mangan führt zu Cholesterinmangel, Gewichtsverlust, verzögerter Blutgerinnung, Wachstumsstörungen, Knochenentkalkung und zu Funktionsstörungen der Fortpflanzungsorgane. Grüner Tee enthält mehr Mangan als die meisten anderen Nahrungsmittel.

Vitamine

Vitamine sind lebensnotwendige, stickstoffhaltige Nahrungsmittelbestandteile, auf deren Zufuhr mit dem Essen der Organismus angewiesen ist. Vitamine werden für viele verschiedenartige Stoffwechselvorgänge benötigt. Ein Vitaminmangel kann zu erheblichen Befindensstörungen und sogar zu ausgeprägten Krankheiten führen.
Können denn bei dem reichlichen Nahrungsangebot Vitaminmangelerkrankungen überhaupt auftreten? Leider ist es zum Teil möglich. Sicherlich treten keine schweren Mangelerkrankungen auf, aber sogenannte Spurensymptome von Mangelerscheinungen sind durchaus an der Tagesordnung. Verantwortlich dafür sind vitaminarme Industrienahrungsmittel und Fast Food. Eine unausgewogene Zusammenstellung der Nahrung, lebensfeindliche Zubereitungsmethoden, wie Mikrowelle oder Ultrahocherhitzen, ein hoher Anteil an den Vitaminräubern Weißmehl und Zucker im Essen und Streß, Alkohol- und Nikotinmißbrauch verringern die Vitaminzufuhr bei gleichzeitig erhöhtem Bedarf.

Vitamin C

Dieses Vitamin, auch Ascorbinsäure genannt, ist ausnahmslos für alle Körperzellen wichtig. Es ist ein bedeutender Gefäßschutzstoff, der zur Abdichtung der Kapillaren beiträgt. Ohne Vitamin C funktioniert Ihr Abwehrsystem nicht. Es trägt wesentlich zur Heilung und Narbenbildung nach Verletzungen bei, hat cholesterinsenkende Effekte, sorgt für festes Zahnfleisch und straffe Haut und hat eine belebende Wirkung. Vitamin C bekämpft Viren und Bakterien und desinfiziert beispielsweise die Harnwege wirkungsvoll. Nach neueren Erkenntnissen wird es auch in hohen Dosierungen in der Krebstherapie eingesetzt. Als Radikalenfänger bewahrt es Körper-

zellen vor schädlichen Einflüssen. Schwangere, Raucher, streßgeplagte Zeitgenossen und Menschen, die in schadstoffbelasteten Regionen leben, brauchen eine Extramenge. Auch in der Arteriosklerose- und Rheumatherapie wird das Vitamin vermehrt angewendet.
Vitamin C ist in frischen Teeblättern und im Grünen Tee in ähnlich großer Menge wie in Zitronen enthalten. Bei der Verarbeitung zu Schwarztee geht es allerdings fast vollständig verloren.
Vitamin C ist zwar hitzeempfindlich, aber da Sie zum einen zum Aufgießen des Grünen Tees nur Wasser mit 70° bis 80° C verwenden und zum anderen das Vitamin im natürlichen Verbund der Stoffe im Teeblatt wesentlich stabiler ist als in reiner, kristalliner Pulverform, sind die Verluste nicht so hoch. Wenn Sie Grünen Tee eine Viertelstunde lang in Wasser kochen, dann betragen die Vitamin-C-Verluste 10 bis 30 Prozent. So ein Tee ist aber absolut ungenießbar, so daß der Vitamin-C-Verlust bei niedrigerer Wassertemperatur und kürzerer Ziehdauer deutlich geringer ist.
Wieder ein klares Plus für die Natur! Denn Vitamine und Mineralien, die in einen natürlichen Stoffkomplex eingebunden sind, halten nicht nur mehr an äußeren Einflüssen aus, sondern können in den meisten Fällen auch vom Körper besser verwertet werden als die chemisch definierten, reinen Substanzen.

B-Vitamine

Allen B-Vitaminen ist gemeinsam, daß sie Bausteine der sogenannten Coenzyme sind, die an vielen verschiedenartigen Stoffwechselprozessen im Körper beteiligt und damit unentbehrlich sind.

Vitamin B_1

Dieses Vitamin, das wissenschaftlich die Bezeichnung Thiamin trägt, ist im Grünen Tee reichlich enthalten. Thiamin hat eine Schlüsselposition im Kohlenhydratstoffwechsel und ist somit für die Energiebereitstellung in den Körperzellen verantwortlich. Da Gehirn und Nerven die größten Energieverbraucher des Menschen sind, äußert sich ein Mangel an Vitamin B1 in Konzentrationsschwäche, Müdigkeit, Abgeschlagenheit, Reizbarkeit und eventuell sogar in depressiven Zuständen. Bei fortschreitendem Vitamin B_1-Mangel läßt auch die körperliche Leistungfähigkeit zunehmend nach. Die Produktion der Magensäfte verringert sich, Appetitlosigkeit und Gewichtsverlust sind die Folgen.

Auch die Muskulatur braucht Thiamin. Ein echter Mangel führt zu Muskelschwund und zu einer Schwäche des Herzmuskels.

Sowohl tierische als auch pflanzliche Nahrungsmittel enthalten Vitamin B_1. Allerdings haben Pflanzen den Vorteil, daß sie uns das Vitamin in einer Form anbieten, die der menschliche Organismus viel besser verwerten kann als aus tierischen Produkten. Auch im Grünen Tee finden wir so eine günstige Vitamin-Konstellation, Thiamin kann schnell und gründlich aufgenommen werden.

Grüner Tee hilft durch sein gut verwertbares Vitamin B_1 bei Abgeschlagenheit und zur Nervenstärkung.

Vitamin B_2

Vitamin B_2 trägt die chemische Bezeichnung Riboflavin. Ein ausgeprägter Mangel an diesem Vitamin ist relativ selten, da es in allen tierischen und pflanzlichen Zellen vorkommt. Außerdem stellen die Bakterien der gesunden Darmflora dieses Vitamin sogar in begrenztem Umfang selbst her und sondern es in einer in das Blut aufnehmbaren Form in den Darm ab.

Grüner Tee enthält dieses Vitamin in beachtlicher Menge. Riboflavin ist sehr gut wasserlöslich und obendrein hitzebeständig, so daß Verluste bei der Teebereitung absolut vernachlässigbar sind.
Während schwerer Erkrankungen ist der Vitamin-B_2-Bedarf besonders hoch, so daß Grüner Tee in diesen Fällen ein gut verträglicher Vitaminspender ist. Dies gilt genauso in der Schwangerschaft.

Die wichtigsten Vitamin-B_2-Spender sind Milchprodukte, Hefe, Vollkornprodukte, Hülsenfrüchte und Innereien. Letztere können wegen ihres mittlerweile sehr hohen Schadstoffgehaltes allerdings nicht mehr zum regelmäßigen Verzehr empfohlen werden.

Riboflavin spielt eine bedeutende Rolle beim Eiweiß- und Energiestoffwechsel und versorgt die schützende Umhüllung der Nerven. Mangelsymptome können bei längerwährender oder wiederholter Antibiotika-Behandlung auftreten, weil die durch das Medikament abgetöteten Darmbakterien als Vitamin-B_2-Produzenten ausfallen. Dies hat Auswirkungen auf die Gesichtshaut: Eingerissene Mundwinkel, Ausschläge, gerötete Augen und auch Rachenentzündungen sind die Folge.

Pantothensäure

Pantothensäure ist in vielen verschiedenen Lebensmitteln enthalten, auch im Grünen Tee. Grüner Tee ist deshalb ein wohlschmeckender und gesunder Vitalstofflieferant.
Mangelsymptome an diesem Vitamin sind sehr selten, nichtsdestoweniger spielt es eine sehr wichtige Rolle im Zellstoffwechsel. Das heißt, daß es für unzählige chemische Umwandlungsprozesse im Organismus gebraucht wird.

Niacin

Nicotinsäure ist die Form des Vitamins, die hauptsächlich in Pflanzen und deshalb auch im Grünen Tee vorkommt. Bei vernünftiger Ernährung tritt ein Niacin-Mangel normalerweise nicht auf. Dennoch sind Nahrungsmittelhersteller in den USA schon dazu übergegangen, Maisprodukte und Reis künstlich mit dem Stoff anzureichern, da bestimmte Ernährungsgewohnheiten zu Mangelerscheinungen führen können. Niacin regelt den Stoffwechsel von Haut und Schleimhäuten und ist an der Bildung von wichtigen Botenstoffen im Nervensystem, sogenannten Neurotransmittern, beteiligt.
Ein halber Liter Grüner Tee pro Tag genügt, um den Niacin-, oder genauer den Nicotinsäurebedarf zu decken.

Biotin

Biotin ist für gesunde Haut, feste Nägel und kräftiges Haarwachstum wichtig. Mangelerscheinungen sind sehr selten. Schwangere und Säuglinge, Nierenkranke, Dialysepatienten und Alkoholkranke brauchen etwas mehr als Gesunde.
Grüner Tee, Obst (besonders Bananen), Gemüse (besonders Sojabohnen), Getreide (besonders Weizen- und Hafervollkorn), Milchprodukte und Fleisch sind gute Biotin-Lieferanten.

Beta-Carotin

Beta-Carotin ist streng genommen kein Vitamin, sondern eine Vorstufe (Provitamin). Carotine sind in allen grünen und den meisten gelben Pflanzenteilen enthalten. Aus ihnen bildet sich das Retinol oder Vitamin A. Besonders reich an Carotin sind Spinat, Karotten und Kohlarten. Auch im Grünen Tee ist das Provitamin zu finden.
Beta-Carotin wird im Darm durch die Wirkung von Enzymen in Vitamin A umgewandelt. Vitamin A ist für das Wachstum des ganzen Körpers wichtig. Die Produktion von Samenzellen

und somit die Fortpflanzung aller höheren Lebewesen funktioniert nur, wenn ausreichend Vitamin A vorhanden ist. Vitamin A-Mangel führt zum Verlust der Sehkraft, da die Sinneszellen der Netzhaut retinolabhängig sind.
Die Schleimhäute im Körper werden durchlässig für Krankheitserreger, die Haut neigt zur Trockenheit und verhornt. Das Riechvermögen läßt nach, und es kommt zu einer vermehrten Entstehung von Tumoren. Weltweit steht unter den Vitaminmangelzuständen der Vitamin A-Mangel an erster Stelle. Besonders in Entwicklungsländern spielt er eine traurige Rolle. In Deutschland ist dieser Mangel nur bei sehr einseitiger oder mangelhafter Ernährung zu befürchten. Rund 40 Prozent des Vitamin A-Bedarfes werden einer holländischen Studie zufolge über Carotine aus pflanzlicher Nahrung gedeckt. Übrigens werden Carotine besser aus grünen als aus gelben Pflanzen aufgenommen, und hoher Gemüsekonsum verbessert die Carotin- und Vitamin-A-Versorgung. Dies hat eine japanische Untersuchung zweifelsfrei ergeben.
Möglicherweise ist für den relativ hohen Carotinspiegel, der im Blut der japanischen Bevölkerung festgestellt wurde, der traditionell reichliche Grünteegenuß verantwortlich.

Vitamin E

Vitamin E oder Tocopherol ist ein Vitamin, das in den letzten Jahren immer mehr in den Mittelpunkt öffentlichen Interesses gerückt ist. Es wird als wirksamer Radikalenfänger und potentes Antioxidans angesehen und hat somit eine bedeutende Schutzfunktion für alle Körperzellen. Nur Pflanzen können Vitamin E herstellen, was ihre Bedeutung als Lebensmittel unterstreicht. Da Vitamin E fettlöslich ist, finden wir eine besonders große Menge davon in pflanzlichen Ölen.
Vitamin E schützt die Zellen vor Oxidation und damit vor Funktionsverlust und vorzeitigem Altern. Vitamin C, das auch

reichlich im Grünen Tee zu finden ist, ergänzt und verstärkt die Wirkung ganz hervorragend.
Vitamin E wird in der Therapie bei Bindegewebserkrankungen und Rheuma, in der Krebsprophylaxe, zur Vorbeugung und Behandlung von Herz- und Gefäß-Erkrankungen, als schmerzstillendes Mittel, zum Zellschutz bei Rauchern und anderen akut schadstoffgefährdeten Menschen sowie als Stoffwechselaktivator eingesetzt.
Wenn auch die einzelnen Anwendungsgebiete von Tocopherol unter Medizinern zum Teil kontrovers diskutiert werden, herrscht doch Übereinstimmung darüber, daß ein ausreichender Vitamin-E-Spiegel im Blut gesundheitsförderlich ist. Der regelmäßige Konsum von Grünem Tee kann dazu einen wichtigen Beitrag leisten.

Vitamin K

Dieses Vitamin ist für die Wundheilung und die Blutgerinnung wichtig. Es ist in grünen Gemüsen, Salat, Getreide und natürlich auch im Grünen Tee enthalten. Bei Vitamin-K-Mangel kommt es besonders im Bereich von Niere, Blase und den Harnwegen, im Darm und auf der Mundschleimhaut zu Blutungen. Ein erhöhter Bedarf besteht oft bei neugeborenen Kindern und bei Patienten mit chronischen Darmerkrankungen.
Nach einer Antibiotika-Therapie ist es sinnvoll, mit Grünem Tee den Vitamin-K-Spiegel aufzustocken.

Alkaloide

Alkaloide sind wichtige Entgiftungs- und Reizstoffe von Pflanzen. Sie entstehen überall dort, wo schädliche Eiweißabbauprodukte in der Pflanze entstehen, entgiften diese und bringen sie zur Ausscheidung. Für den Menschen sind diese eiweiß- und stickstoffhaltigen Substanzen bedeutende Stoffwechselaktivatoren. Weil sie bereits in sehr geringen Dosierungen wirken, ist die Grenze zwischen Heil- und Giftwirkung sehr scharf gezogen. Auch Nikotin und Koffein sind Alkaloide. Die Effekte von Überdosierungen dieser Genußstoffe kennt fast jeder. Alkaloide wirken fast ausschließlich über das vegetative Nervensystem, das heißt, sie beeinflussen die beiden Hauptnerven Vagus und Sympathikus, die für die Steuerung aller unbewußten Vorgänge im Körper verantwortlich sind. So haben Alkaloide Einfluß auf die Tätigkeit von Herz, Kreislauf, Darm, Leber, Galle, Nieren und Blase. Auch unser psychisches Befinden wird durch sie beeinflußt. Manche alkaloidhaltigen Pflanzen sind ausgesprochen giftig, wie zum Beispiel Tollkirsche, Bilsenkraut, Stechapfel oder Mutterkorn, während andere Pflanzen wie Mistel, Schöllkraut, Schafgarbe, Baldrian und Hirtentäschel Alkaloide in heilsamer Art und Menge enthalten.

Grüner Tee enthält die Alkaloide Theobromin und Theophyllin. Beide Stoffe regen Herz und Kreislauf auf schonende Weise an und besitzen stimmungsaufhellende Eigenschaften. Theophyllin ist ein gebräuchliches Asthmamittel, das die Bronchien weitet. Im Grünen Tee liegen diese Stoffe in absolut verträglicher Dosierung vor und wirken zusammen mit dem Koffein anregend, ohne aufzuputschen. Auch Kaffee, Kakao, Mate und Guarana enthalten diese Alkaloide.

Flavonoide

Sie nehmen teil an wichtigen chemischen Vorgängen, sogenannten Reduktions- und Oxydationsvorgängen, schützen das Vitamin C und Botenstoffe des Nervensystems vor aggressiven

Sauerstoffmolekülen und stehen in engem Zusammenhang mit dem Enzymsystem, ohne das biochemische Abläufe viel zu langsam ablaufen würden. Flavonoide wirken blutungsstillend, wundheilend und antiallergisch. Sie ergänzen das Vitamin C in seiner Wirkung. Flavonoide steigern die Festigkeit von Gefäßwänden, verbessern die Durchblutung, beeinflussen Herz und Kreislauf und viele andere Organsysteme. Flavonoide sind Regulationsfaktoren des Stoffwechsels.

Grüner Tee enthält reichlich Bioflavonoide. Durch regelmäßigen Genuß des Tees können die verschiedenen Flavonoide ihre heilsame Wirkung im Körper entfalten.

Glutaminsäure

Diese Aminosäure, also ein Eiweißbaustein, liegt im Grünen Tee als Theanin vor. Glutaminsäure wird durch Enzyme in Glutamin umgewandelt, das für den Gehirnstoffwechsel von Bedeutung ist. Es steigert die geistige Leistungsfähigkeit. Außerdem entgiftet Glutamin harnsaure Stoffe über die Harnwege.

Theanin ist im Grünen Tee ein wichtiger Geschmacksträger, der besonders beim zweiten Aufguß zum Tragen kommt. Deshalb schütten Teekenner den ersten, kurz gezogenen Sud weg und genießen den zweiten, thiaminreicheren Aufguß. Thiamin begrenzt die aufputschende Wirkung des Koffeins.

Glutathion

Glutathion entgiftet den Körper von Sauerstoffradikalen, die bei Oxydationsvorgängen frei werden. Das kurzkettige Eiweißmolekül spielt eine wichtige Rolle im Enzymsystem des Körpers.

Die verschiedenen ätherischen Ölkomponenten und Aro-

mastoffe tragen ebenfalls zum wohltuenden Gesamteffekt des Grünen Tees auf Körper und Psyche bei.
Einige ätherische Öle wirken keimtötend gegen Bakterien, Viren und Pilze. Deshalb hilft Grüner Tee bei Erkältungskrankheiten, Halsentzündungen, Darminfektionen, zur Hautbehandlung und vielem mehr. Die Wirkung des Naturproduktes Grüner Tee ist rundherum positiv, ausgleichend, anregend und reinigend.

Koffein in Grünem Tee und in Kaffee

Im Kaffee wie auch im Grünen und Schwarzen Tee ist Koffein enthalten, das anregend auf die Großhirnrinde und das Atem- und Kreislaufzentrum wirkt.
Koffein beschleunigt den Herzschlag und löst gleichzeitig Verkrampfungen der Herzkranzgefäße, die den Herzmuskel mit Blut versorgen. Außer den Herzkranzgefäßen erweitert Koffein auch die Blutgefäße der Haut und der Nieren. Der Harndrang nimmt zu. Die Mediziner sprechen von der diuretischen Wirkung des Koffeins auf die Harnorgane. Die Durchblutung von Armen und Beinen wird verbessert. Andere wichtige Blutgefäße werden allerdings durch die Erregung der Gefäßnerven verengt. Erweiterung und Verengung halten sich normalerweise die Waage, so daß Sie keine Veränderungen des Blutdruckes durch Kaffee- oder Teegenuß befürchten müssen. Wenn Sie allerdings schon an erhöhtem Blutdruck oder Arteriosklerose leiden oder Ihre Gefäße bereits durch fettreiche Kost und Nikotin geschädigt sind, müssen Sie besonders bei Kaffeekonsum mit einem Blutdruckanstieg rechnen.
Bei gefäßbedingten Kopfschmerzen hilft Ihnen Kaffee oder Tee oft deshalb, weil die Gehirngefäße enger gestellt werden und der Druck des Liquor, also der Pufferungsflüssigkeit, in der

unser zentrales Steuerungsorgan schwimmt, abnimmt. Durch die erhöhte Herzleistung wird die Gehirndurchblutung aber gleichzeitig verbessert.
Bei einem ausgeruhten, wachen Menschen läßt sich die Leistungsfähigkeit durch Koffein kaum mehr steigern.
Auch in Colanüssen und Mateblättern fanden Wissenschaftler Koffein. Lange wurde angenommen, daß das Koffein im Kaffee sich von der anregenden Substanz in Teeblättern unterscheidet, deshalb wurde von Teein gesprochen. Inzwischen ist bekannt, daß es sich in beiden Fällen um dasselbe Alkaloid handelt, und der Ausdruck Teein wurde wieder fallengelassen.
Lange Zeit gab aber das Phänomen der, im Vergleich zum Kaffee-Koffein, milderen Wirkung des Tee-Koffeins den Forschern Rätsel auf. Chemisch sind die Stoffe identisch. Auch die Menge des in der Teetasse gelösten Koffeins ist, je nach Sorte, durchaus mit der in einer durchschnittlichen Tasse Kaffee vergleichbar, und dennoch setzt die Wirkung beim Teetrinker später, sanfter und anhaltender ein als beim Kaffeetrinker.
Das Koffein des Grünen Tees regt niemals auf, sondern nur an!
Des Rätsels Lösung ist die unterschiedliche Art, in der das nervenwirksame Alkaloid Koffein in der Kaffeebohne oder im Teeblatt chemisch eingebunden ist. Durch unterschiedliche biochemische Gegebenheiten sind die Aufnahme und die Wirkungsweise ein und desselben Stoffes im Körper grundlegend anders.
Koffein ist im Kaffee an Kalium gebunden. Diese Liaison wird schlagartig gelöst, wenn sie im Magen auf den Verdauungssaft Salzsäure trifft. Das Koffein wird innerhalb kürzester Zeit frei, gelangt nach wenigen Minuten in die Blutbahn und verteilt sich im ganzen Organismus. Dabei kommt es durch verschiedene chemische Vorgänge auch zu einer Erhöhung des Säuregrades im Blut. Grüntee ist im Gegensatz dazu ein alkalisches

Getränk, das der Übersäuerung im Körper entgegenwirkt! Die rasche und heftige Koffeinwirkung und die Röststoffe führen bei empfindlichen Personen oder starken Kaffeetrinkern leicht zu Reizungen der Magenschleimhaut.

Anders verhält es sich beim Schwarzen Tee. Er enthält zwar weniger Koffein als der Grüne Tee, da das Koffein durch die Fermentation der Teeblätter reduziert wird, wirkt aber dennoch aufputschender. Schwarzer Tee ist nach der Schnelligkeit der Wirkung, dem anregenden Effekt und der Verträglichkeit zwischen Kaffee und Grünem Tee anzusiedeln. Während der Fermentation des Schwarzen Tees geht auch die Bindung von Koffein an Gerbstoffe verloren, die beim Grünen Tee fast gänzlich in ihrem natürlichen Zustand erhalten bleibt. Diese Gerbstoffe üben bereits im Magen ihre zusammenziehende Wirkung aus. Dadurch wird die Aufnahme von wasserlöslichen Substanzen wie Koffein durch die Magenschleimhaut vorübergehend gehemmt. Das Koffein passiert den Magen und gelangt in den Darm. Dort trennen sich Koffein und Gerbstoffe nur widerwillig, und das Koffein wird relativ langsam über die Darmschleimhaut aufgenommen und an das Blut abgegeben. Etwa 30 bis 45 Minuten nach dem Teegenuß entfaltet das enthaltene Koffein sanft seinen anregenden Effekt im Organismus. Die stimulierende Wirkung hält deutlich länger an als nach dem Konsum einer Tasse Kaffee.

Anders als beim Kaffee, der pro Tasse 60 bis 100 mg Koffein enthält (Espresso bis über 300 mg), haben Sie bei der Teebereitung einige Einflußmöglichkeiten auf den Koffeingehalt Ihres Aufgusses. Durchschnittlich lösen sich in einer Tasse Grüntee rund 80 mg Koffein, die ausreichen, jegliche Müdigkeit zu vertreiben. Sorten wie Assam Green, Gunpowder oder japanischer Matcha sind koffeinreicher als beispielsweise Bancha.

Das Geheimnis liegt in der Ziehdauer

Das entscheidende Steuerungswerkzeug ist letztendlich die Zubereitung Ihres Muntermachers. Beim Aufgießen lösen sich Gerbstoffe und Koffein vorübergehend voneinander. Das Alkaloid ist wasserlöslich und geht innerhalb von ein bis zwei Minuten in den Aufguß über. Da sind die Gerbstoffe schon deutlich träger, vier bis acht Minuten dauert es, bis sie endlich gelöst sind.

Also gilt beim Schwarzen wie beim Grünen Tee: Kurze Ziehdauer regt mehr an als langes Verweilen der Blätter im Aufguß. Dafür halten die sanft belebenden Qualitäten eines über vier Minuten gezogenen Tees länger an.

EXTRATIP

Wenn Sie einen lange gezogenen Grünen Tee mit seinem kräftigen Aroma geschmacklich nicht mögen, hilft folgender Trick: Übergießen Sie die Teeblätter mit wenig heißem Wasser, und schütten Sie diesen kleinen, koffeinreichen Aufguß nach einer knappen Minute weg.

Die Chinesen nennen diese Prozedur »das Öffnen« des Tees. Die vorab entkoffeinierten Teeblätter erneut aufgießen und nach Belieben ziehen lassen.

Teesorte, Ziehdauer und Wassertemperatur sind zusammen mit dem richtigen Wasser das Geheimnis der individuellen Teebereitung. Theanin, das die Wirkung des Koffeins harmonisiert und ein wichtiger Geschmacksträger des Grünen Tees ist, löst

sich ebenfalls erst nach einigen Minuten. Deshalb ist im Hinblick darauf der doppelte Aufguß ebenfalls sinnvoll. Jeder Teeliebhaber hat natürlich sein eigenes kleines Geheimnis, und eine absolute Wahrheit gibt es hier nicht. Jedenfalls erhalten Sie nach dem zweiten Aufguß einen milden Tee mit sanfter Belebungswirkung, der auch nach längerem Ziehen den Gaumen sensibler Feinschmecker nicht überbeansprucht und für Menschen mit hohem Blutdruck, ausgeprägter Koffeinempfindlichkeit oder für die Abendstunden gut geeignet ist.
Beim Tee gibt es viel zu entdecken und zu erspüren! Genauso, wie der Tee die Sinne belebt, die Phantasie anregt und den Geist schärft, ist die Zubereitung ein Genuß für den Teefreund. Der Weg ist das Ziel, dieses alte Sprichwort gilt hier in hohem Maße!

Ist Koffein giftig?

Die tödliche Koffeindosis liegt beim erwachsenen Menschen bei rund zehn Gramm, das entspricht 100 bis 130 Tassen Kaffee oder Tee. So viel zu trinken ist praktisch unmöglich! Wenn Sie allerdings empfindlich sind, können schon weit geringere Mengen zu Unruhe, Herzrhythmusstörungen, Herzklopfen, Schlaflosigkeit, Gedankenjagen und Zittern führen. Bei Schwangeren besteht ab etwa 600 Milligramm Koffein pro Tag die Gefahr von Frühgeburten oder Abgängen.
Anders sieht es beim Grünen Tee aus, er ist eine wertvolle Vitalstoffquelle. Fünf Tassen täglich können Sie gefahrlos genießen.

Lebenselixier für Körper und Seele

»Der Tee überflutet die Seele unmittelbar wie eine Stimme. Seine feine Bitterkeit erinnert an den Nachgeschmack eines guten Rates.«
Wang-Yü-Cheng, chinesischer Dichter der Sung-Dynastie

Philosophie, Religion und die Kunst der Teebereitung gehörten sowohl für die chinesischen Mönche wie auch für die japanischen Buddhisten untrennbar zusammen. Eine Tasse Tee nebenbei und hastig im Stehen hinunterzustürzen ist undenkbar. Noch heute ist es in Asien eine weitverbreitete Sitte, geschätzte Gäste, liebe Freunde, Geschäftspartner oder einfach die eigene Familie mit einer Tasse Grünem Tee in angenehmer Atmosphäre zu erfreuen.
Während stundenlanger Meditationen wurde den Mönchen, die das Streben nach Erkenntnis und Erleuchtung zu ihrem Lebensinhalt gemacht hatten, immer wieder Grüner Tee gereicht, um die Müdigkeit zu vertreiben und das Abschweifen der Gedanken zu verhindern. Dafür waren in den japanischen Zen-Klöstern sogar spezielle Teemönche zuständig, deren Hauptaufgabe in der Zubereitung des belebenden Getränkes nach strengen Vorschriften bestand. Jeder Handgriff, jede Handlung und jeder Gegenstand des Teegeschirres waren genau festgelegt, und das Ritual versinnbildlichte philosophische und geistige Inhalte der buddhistischen Weltsicht.
In unterschiedlicher Art und Weise war die zeremonielle Teebereitung auch Bestandteil der chinesischen Klostertradition, genau geregelt im strengen Konfuzianismus, spielerischer und ungezwungener im heiteren Taoismus.

Die Teezeremonie in Europa

In Asien hatte sich im Laufe der Jahrtausende eine andere Art des Denkens entwickelt als im Westen. Während Europäer von logisch-analytischem Gedankengut geprägt sind und versuchen, einzelnen Ursachen ihre Wirkung möglichst geradlinig zuzuordnen, lebte der Asiate traditionell in dem Bewußtsein, die Ganzheit erkennen zu müssen, um die Welt und das Leben zu verstehen. Diese Ganzheit offenbart sich ihm am ehesten in der Meditation, in der Suche nach innerer Erkenntnis und Weisheit. Eine Handlung kann als Teil der Ganzheit deren allumfassendes Wesen widerspiegeln, wenn sie Ausdruck, praktisch Ergebnis der geistigen Erkenntnisse ist. In diesem Sinne ist die Wertschätzung der Japaner und Chinesen für »ihre« Teezeremonie vielleicht eher zu verstehen.
Sicher ist es nicht erforderlich, die östliche Philosophie und Denkweise zu verinnerlichen, um Grünen Tee genießen und als Gesundheitsspender nutzen zu können, aber Sie können Ihren hektischen Alltag bereichern, wenn Sie sich für die Ruhe und Harmonie der Teezeremonie begeistern können.

Das Teehaus

Für den asiatischen Teegenießer spielt die Einhaltung der Teezeremonie eine große Rolle. Neben genauen Vorgaben für das zu verwendende Geschirr und die Reihenfolge der einzelnen Zubereitungsschritte hat auch die Umgebung seine Bedeutung. Die japanischen und chinesischen Klöster waren eingebettet in die Natur. Majestätische Berge, mächtige Wälder, kristallklares Wasser und reine Luft ergaben die Atmosphäre für das meditative Tun der Mönche. Den Ersatz für die Harmonie der Natur sollten später eigens errichtete Teehäuser bilden. Sie waren schlicht eingerichtet und, wenn möglich, in einem Wald oder einem schönen Park gelegen. Frisches, sauberes Wasser, am besten Quellwasser, steht für die Gäste schon am Eingang bereit, damit sie sich vor Betreten des Teehauses reinigen und erfrischen können. In dem idealerweise sieben bis acht Quadratmeter großen, schlicht, aber schön eingerichteten Raum befinden sich Matten für Gastgeber und Gäste. Die Gäste lassen sich in der für Asien typischen knienden Sitzweise um den meist in den Boden eingelassenen Herd zum Erhitzen des Wassers nieder. Während der ganzen Zeremonie herrscht entspanntes Schweigen, oder es wird eine gedämpfte Unterhaltung gepflegt. Die Wertschätzung für die Gäste drückt sich darin aus, daß der Gastgeber selbst die Teebereitung übernimmt und das fertige Getränk in edlen Tassen reicht. Ein höflicher Gast honoriert dieses Bemühen, indem er sich anerkennend über die Qualität und Schönheit von Teeservice und Ambiente äußert und den Geschmack des Tees lobt. Verschiedene Gesten und Regelungen bringen zum Ausdruck, daß jeder dem Geschehen die nötige Achtung entgegenbringt und sich vollkommen darauf konzentriert.

Einfach einmal abschalten

Die Teekultur ist auch heute noch ein wichtiger Bestandteil des fernöstlichen Lebens. Tee zu den unterschiedlichsten Anlässen zu servieren ist eine Sitte, die vom Reich der Mitte über den indischen Subkontinent und Kleinasien bis in die Wüstenoasen der nordafrikanischen Nomaden gepflegt wird.
Auch in Ihrem Zuhause – selbst in der kleinsten Großstadtwohnung – können Sie sich mit einfachen Mitteln Ihr privates Teeparadies schaffen, in dem Sie das wohlschmeckende Getränk alleine oder mit Freunden genießen.

Schaffen Sie eine Atmosphäre, die sich von der Hektik des Alltags abhebt. Radio und Fernseher bleiben ausgeschaltet, Zeitungen und Zeitschriften bleiben einfach unbeachtet liegen. Das Telefon stecken Sie am besten aus. Betrachten Sie es als ein Stück Lebensqualität, auch einmal für eine Stunde nicht erreichbar und ungestört zu sein.
Meditative, klassische oder sanfte Musik darf den Raum erfüllen. Ätherische Öle in der Duftlampe sorgen für einen dezenten Duft und Entspannung. Wählen Sie zarte Duftnoten aus, damit das Teearoma nicht überdeckt wird.
Ein paar Blumen, eine Kerze oder andere Accessoires runden Ihre persönliche Tee-Zeremonie ab. Schaffen Sie sich eine Umgebung, in der Sie sich wohl fühlen. Sicher sind Sie den Fersen- oder gar den asiatischen Lotussitz mit überkreuzten Beinen nicht gewöhnt. Setzen Sie sich deshalb entweder in Ihren Lieblingssessel oder auf kleine Sitzkissen um einen niedrigen Teetisch. Auf dem Boden sitzend können Sie die schöne Erfahrung machen, sich so richtig geerdet und entspannt zu fühlen. Sorgen Sie auch für bequeme Kleidung.

Das Teegeschirr

Wenn Sie die Teezeremonie zu Hause liebgewonnen haben, überlegen Sie sich, ob Sie sich ein schönes Teeservice kaufen. In gut geführten Teegeschäften oder einem Asienladen finden Sie ein großen Angebot. Die Preise sind sehr unterschiedlich und nach oben ziemlich offen. Ein hoher Preis ist aber nicht das entscheidende Kriterium. In erster Linie muß Ihnen das Geschirr gefallen, dann erst spielen Preis und Originalität eine Rolle.
Unglasiertes Tongeschirr eignet sich besonders für kräftige, aromatische Teesorten, weniger für den dezenten, leichten und

duftigen Tee. Achten Sie beim Kauf darauf, daß die Kanne keinesfalls muffig und erdig riecht, das ist ein Zeichen minderer Qualität und beeinflußt das Teearoma negativ. Eine gute, bei hoher Temperatur gebrannte Kanne erkennen Sie auch an dem relativ hohen Ton, den Sie hören, wenn Sie den Deckel abnehmen und gegen den Kannenbauch klopfen. Glasierter Ton, Porzellan, Steingut, Glas oder emailliertes Metall sind ebenfalls geeignete Materialien für Teegefäße.
Eisenkannen dagegen ruinieren das Teearoma durch gelöste Metallionen.

WICHTIG

Bitte verwenden Sie die Teekanne niemals für Kaffee oder andere stark aromatische Getränke. Deren Rückstände würden sonst das Teearoma zerstören. Reinigen Sie Ihre Kanne mit kaltem und gelegentlich mit heißem Wasser, besonders, wenn sie längere Zeit nicht benutzt wurde. Verzichten Sie auf Spülmittel, es zerstört die »teeige« Atmosphäre, die einer Kanne mit Patina ihre besonderen Geschmacksqualitäten verleiht.

Die chinesische Teezeremonie

Vielleicht haben Sie Lust bekommen, Ihren Grünen Tee in Zukunft stilecht zuzubereiten? So gehen Sie am besten vor. Für Ihre chinesische Teeküche brauchen Sie:

- die Teekanne
- eine spezielle chinesische »Service«-Schale mit Deckel, die die herzustellende Teemenge aufnehmen kann, alternativ eine zweite Teekanne
- den Wasserkessel

- die schmalen, hohen Schnuppertassen
- die flachen Trinktassen
- eine leere Schale für Wasser- und Teereste
- eine flache Abtropfschale als Untersatz
- traditionsgemäß einen Bambuslöffel, um die frischen Teeblätter aufzunehmen, und einen zweiten, um gebrauchte Blattreste aus den Teegefäßen zu entfernen

So gehen Sie vor:
Stellen Sie direkt vor sich die flache Abtropfschale. Sie fängt das Wasser auf, das bei den einzelnen Zubereitungsschritten überläuft. Linker Hand steht die Schale für Wasserreste. Vor der flachen Schale, Ihren Gästen zugewandt, stehen die Schnuppertassen und die Teetassen, idealerweise jeweils ein Set auf kleinen Brettchen. Links und rechts von diesem Arrangement stehen die Serviceschale und die Kanne für den Tee, möglichst in Ihrer Reichweite.

1. Im Wasserkessel gut doppelt soviel Wasser, als die Teekanne faßt, zum Kochen bringen.
2. Die Serviceschale auf die Abtropfschale stellen und mit kochend heißem Wasser füllen. Den Deckel aufsetzen. Dadurch wird die Schale vorgewärmt.
   Alternativ zu dieser Serviceschale, die ein spezieller, uns unbekannter Bestandteil des chinesischen Teegeschirrs ist, können Sie eine zweite Teekanne verwenden. Allerdings sollte diese Kanne mit einem feinen Teesieb ausgestattet sein, damit beim Umfüllen keine Teeblätter in dem Getränk bleiben. Falls Sie keine Kanne mit Sieb bekommen, nehmen Sie einfach ein Kunststoffsieb.
3. Das heiße Wasser aus der Serviceschale in die Teekanne gießen, damit diese eine höhere Temperatur annimmt.
4. Nach einer knappen Minute oder wenn die Wände Ihrer

Teekanne warm sind, das Wasser in die Schnupper- und Trinktassen geben, um sie ebenfalls vorzuwärmen. Übriges Wasser in die Resteschale kippen.
Diese Prozedur des Geschirrwärmens stimmt auf den Teegenuß ein und ist Voraussetzung für ein gutes Teearoma, das sich in den warmen Gefäßen besser entfaltet. Der Tee soll durch zu krasse Temperaturunterschiede nicht »erschreckt« werden, das schadet seinem Aroma.
5. Je nach Teesorte ein bis zwei Löffel Teeblätter in die Serviceschale geben und mit heißem Wasser aus dem Teekessel gut bedecken. Nach einer knappen Minute diesen ersten Aufguß in die Resteschale gießen, die Teeblätter dabei mit dem Deckel der Serviceschale zurückhalten. Dieser Vorgang ist das »Öffnen« der Teeblätter, der sich besonders für kräftige Sorten anbietet. Bei milden, sanften Tees, oder wenn Sie einen kräftigen Geschmack bevorzugen, können Sie ihn auch weglassen.
6. Die Teeblätter erneut mit etwa 70° C warmem Wasser bis zum Rand der Serviceschale aufgießen.
Das Wasser im Wasserkessel kühlt sich während der Vorwärmphase auf diese Temperatur ab. Wer sichergehen will, kontrolliert mit einem Thermometer. Während des Ziehens gelegentlich mit dem Deckel sanft umrühren, um eine gleichmäßige Verteilung der Wirkstoffe zu erreichen.
7. Nach zwei bis drei Minuten wird der fertige Tee in die vorgewärmte Teekanne umgefüllt, die Teeblätter verbleiben in der Serviceschale oder der zweiten Kanne und können erneut verwendet werden.
8. Das Vorwärmwasser aus den Schnupper- und den Trinktassen in die Resteschale kippen. Den fertigen Tee zunächst in die schmalen, hohen Schnuppertassen eingießen. Dort entwickelt er sein Aroma optimal. Jedem Gast das Teebrettchen mit den beiden Tassen reichen.

Jeder kann selbst entscheiden, wie lange er sich am Bukett des Tees erfreuen möchte, bevor er ihn in die Trinktasse umgießt und in kleinen Schlucken aufmerksam trinkt.

9. Den gesamten Ablauf können Sie mit denselben Teeblättern, je nach Temperatur der Gefäße mit oder ohne Vorwärmphase, wiederholen. Natürlich entfällt bei den Wiederholungen das »Öffnen« der Teeblätter (Schritt 5).

EXTRATIP

Entdecken Sie bei zwei bis drei weiteren Aufgüssen, wie sich das Aroma des Tees verändert. So entwickeln Sie ein gutes Gespür für die feinen Geschmacksunterschiede der Teezubereitung.

Alternativ zum wiederholten Aufguß der bereits benutzten Teeblätter können Sie natürlich auch eine richtige Teeprobe durchführen und zwei bis drei verschiedene Teesorten zubereiten. Beginnen Sie dann mit dem mildesten Tee, und beenden Sie Ihre Teestunde mit der kräftigsten Sorte. Für jede Sorte müssen Sie die Zeremonie vom ersten bis zum neunten Schritt durchführen, damit Reste der vorherigen Sorte aus den Tassen und Kannen gespült werden. Auf diese Art und Weise können Sie durchaus einen ganzen Nachmittag in angenehmer, entspannter Runde verbringen.

Grüner Tee – mehr als ein Getränk

Selbstverständlich ist es kein Muß, den Grünen Tee nach dieser aufwendigen Zeremonie zuzubereiten, um in den Genuß seiner aktivierenden und heilenden Eigenschaften zu kommen.

Die rituelle Teestunde mit ihrem meditativen Charakter bietet Ihnen die Chance, sich vom Streß und der Hektik des Alltags zu erholen, in schwierigen Lebenslagen zur Ruhe zu kommen, schöne Stunden besonders intensiv zu genießen, eine erfreuliche Begebenheit zu feiern oder einfach nur die umherschweifenden Gedanken zu ordnen.

Die Teezeremonie hilft Ihnen, zur Ruhe zu kommen. Teetrinker machen nach einiger Zeit die Erfahrung, daß ihre Sinne, Gedanken und Gefühle ruhiger und leichter werden, gleichzeitig aber Kreativität und Denkkraft zunehmen.

In alten chinesischen Teebüchern aus der Ming-Dynastie werden viele Situationen beschrieben, in denen es sich lohnt, die Teezeremonie durchzuführen. Danach ist der Sonnenschein genauso ein Anlaß zum Teegenuß wie Regen, Vollmond, eine dunkle Nacht, Fröhlichkeit oder Kummer. Im Grunde scheint es nichts zu geben, was keinen Anlaß zum Teetrinken bietet. Sogar um die Folgen einer Überdosis an Reiswein zu mildern, taugt der Grüne Tee. Schaffen Sie sich Ihre eigenen Anlässe für Ihre persönliche Teezeremonie.

Grüner Tee für innere Harmonie

Ein sehr altes chinesisches Gedicht beschreibt sehr schön die verschiedenen geistigen Ebenen des Teegenusses und verknüpft sie mit immer weiter fortgeschrittenen Bewußtseinsstufen. In wenigen Zeilen wird zum Ausdruck gebracht, daß der »Weg des Tees« für die chinesischen Mönche mehr ist als nur ein Mittel zum Löschen des Durstes. Der Grüne Tee und die meditative, genau festgelegte Form der Zubereitung verkörpern für sie den Zugang zu Weisheit und innerer Harmonie. Die anregenden Komponenten des Grünen Tees, die den Geist klären, sind nicht alleine für die positive Wirkung des Teetrinkens auf Geist und Seele verantwortlich. Wie bei allen Dingen entscheiden die innere Haltung und die Art und Weise, mit der Sie etwas tun, ob Sie sich schaden oder weiterentwickeln und ob es Ihnen gelingt, innere Harmonie zu erlangen.

Die meditative, beschauliche und dabei hochkonzentrierte Art des zeremoniellen Teetrinkens ist mit Sicherheit nur eine von sehr vielen Möglichkeiten, sich um mehr inneren Frieden und geistige Klarheit zu bemühen, aber sie hat sich über viele Jahrhunderte bewährt.

Das moderne Leben ist so arm an ruhigen Momenten, daß Sie Ihre Gedanken und Gefühle kaum noch ordnen oder in sich hineinhorchen können. Ab und zu sollten Sie sich Zeit nehmen und Ihren Blick nach innen richten, um Ihre wahren Gefühle und Wünsche zu hinterfragen. Gönnen Sie sich Augenblicke, in denen Sie die bunte und lärmende Flut der Bilder, Klänge und Nachrichten aus den Medien und die Unruhe des Lebens hinter sich lassen. Entwickeln Sie etwas mehr Bewußtsein im Umgang mit sich selbst, Ihren Mitmenschen und der Umwelt. Die Teezeremonie mit dem gesunden, für Körper und Geist hervorragenden Grünen Tee ist eine hilfreiche Übung hin zu mehr Bewußtheit.

Allein oder in Gesellschaft

Machen Sie sich ruhig auch für sich allein die Mühe, Ihre Teepause zu zelebrieren. Gönnen Sie sich dieses billige, wenig aufwendige Vergnügen, belohnen Sie sich damit für Ihre Arbeit und Ihren Erfolg, trösten Sie sich in schweren Stunden. Probieren Sie die verschiedenen Teesorten erst einmal allein aus, um eine gewisse Routine zu erlangen. Schließlich möchten Sie bei der ersten größeren Teerunde Ihre Gäste begeistern. Nach dem Alleingang beziehen Sie eventuell Ihren Partner mit ein. Feiern Sie mit ihm beim Grünen Tee Ihre gegenseitige Zuneigung, oder nutzen Sie die Teezeremonie für ein offenes, klärendes Gespräch. Genaugenommen nehmen Sie sich neben den Pflichten und Interessen des alltäglichen Lebens oft zuwenig Zeit für den Lebenspartner. Groß ist die Betroffenheit, wenn Sie merken, wie sehr Sie sich auseinandergelebt haben. Wenn Sie Freunde zu einer entspannten und erholsamen Teerunde einladen, sollten es maximal fünf sein. Sonst entsteht zuviel Unruhe. Vermeiden Sie nach Möglichkeit belastende Themen, die Anlaß zu heftigen Diskussionen geben.

Fit und leistungsfähig

Sicher kennen Sie den toten Punkt nach der Mittagspause oder das Tief auf der Heimfahrt vom Büro, so gegen fünf Uhr abends. Das sind genau die Zeiten des biologischen Leistungstiefs Ihres Organismus. Vielleicht kommen Sie aber auch morgens vor neun, zehn Uhr kaum auf Touren, sacken nach dem Mittagessen stark ab und werden im Laufe des Nachmittags gar nicht mehr so richtig fit? Macht nichts, werden Sie vielleicht sagen, ein paar Tassen Kaffee über den Tag verteilt bringen das Dilemma schon in Ordnung!

Für den normalen Biorhythmus ist in Büros und Produktionsstätten kein Platz. Deshalb greifen Sie schnell einmal zu einer Tasse starkem Kaffee, um wieder munter zu werden; eventuell versüßt mit einem Löffel Zucker für den zusätzlichen Energiestoß. Sein aufputschender Effekt ist unmittelbarer zu spüren als beispielsweise beim Grünen Tee.
Wird der Kaffee in den längeren Pausen dann noch mit einer Zigarette kombiniert, steigert sich der Effekt. Die Alkaloide Koffein und Nikotin verstärken sich gegenseitig in ihrer aufputschenden, erregenden Wirkung auf die Nervenzellen. Dieser Effekt tritt natürlich auch ein, wenn Sie eine Zigarette zum Grünen Tee rauchen, nur eben sanfter. Das Teearoma leidet jedoch sehr darunter.
Mit der schnellen Tasse Kaffee belasten Sie Ihren Organismus erheblich. Er wird aus seinen Tiefphasen mehr oder weniger gewaltsam wieder nach oben gerissen. Mit der Zeit werden Sie feststellen müssen, daß die Abstände zwischen den Doping-Rationen immer kürzer werden, weil die Leistungsfähigkeit schnell wieder nachläßt. Außerdem brauchen Sie einen immer stärkeren Kaffee oder eben eine Tasse mehr.

Mit Grünem Tee können Sie auf bekömmliche Art und Weise eine gleichmäßige Leistungsfähigkeit erzielen, wenn Sie die Teepausen genau zu der Zeit machen, in der Sie fit sind. Grund dafür ist: Die belebende Wirkung des Teekoffeins und der Mineralien und Vitamine setzt langsam ein, also müssen Sie den Tee trinken, bevor es mit Ihnen bergab geht. Dafür ist dann der Knick in der Leistungskurve nur sanft, der Tee fängt Sie auf, bevor Sie richtig müde und unkonzentriert werden.

So bleiben Sie kontinuierlich fit:

- Die erste Tasse Tee gönnen Sie sich, bevor Sie morgens das Haus verlassen. Frisch und aufgeweckt beginnen Sie mit Ihrer Arbeit. Ideal etwa ist die erste Teepause gegen zehn Uhr.
- Danach geht's weiter bis zur Mittagspause. Ihr Magen und Darm haben jetzt auch noch die Energie, mit dem Essen fertig zu werden, eine weitere Tasse Grüner Tee regt die Verdauungsdrüsen zusätzlich an.
- Etwa um drei Uhr nachmittags bereitet Sie eine weitere Teepause auf den Rest des Arbeitstages und die Heimfahrt vor.
- Zu Hause lassen Sie den Tag mit Ihrem Partner oder der Familie ausklingen. Am Ende des Tages haben Sie schon mindestens fünf Tassen Grünen Tee getrunken und einiges für Ihre Gesundheit getan. Finden Sie Ihre besten Zeiten für eine Teepause während des Arbeitstages heraus.

Für Schönheit von innen und außen

Die Haut ist wesentlich mehr als nur die äußere Umhüllung Ihres Körpers, die ihn auf einer Gesamtfläche von etwa zwei Quadratmetern bedeckt. Sie schützt Sie vor schädlichen Einflüssen und Austrocknung, spielt als Ausscheidungsorgan eine bedeutende Rolle in Ihrem Stoffwechsel und verleiht dem Körper Form und Halt. Die Haut ist genauso ein Organ wie Leber oder Magen, nur daß sie eben über die Körperoberfläche verteilt ist. Das Organ Haut hat immerhin einen Anteil von rund 10 Prozent am gesamten Körpergewicht!

Ihre Aufgabe als Grenzschicht zwischen innen und außen beansprucht sie ausgesprochen stark. Deshalb ist die Haut auf eine gute Versorgung mit Vitalstoffen genauso angewiesen wie

jedes andere Organ Ihres Körpers. Ohne die Millionen von Sinneszellen in der Haut, die Berührung, Kälte, Wärme und Schmerz an Ihr Gehirn weitermelden, wären Sie um einen der bedeutendsten Sinne ärmer, den Tastsinn. Gerade im Bereich der Sinne und der Wahrnehmung erfüllt die Haut eine bedeutende Funktion: Für Ihr Schönheitsempfinden und Selbstwertgefühl ist eine glatte, straffe Haut und ein gepflegtes Aussehen wichtig. Die Behauptung, daß die Haut der Spiegel der Seele ist, kommt nicht von ungefähr. Streß, Hektik, Ängste, Sorgen, Neid, Mißgunst und Aggressivität zeichnen Ihr Gesicht ebenso, wie fröhliche Gelassenheit, Zuneigung zu anderen Menschen, Zufriedenheit und Friedfertigkeit es verschönern.
Einflüsse wie Wind, Kälte, Regen und Sonne verändern Ihr Aussehen. Die natürliche Alterung, für die die freien Radikale mitverantwortlich sind, tut ihr übriges. Allerdings wird das wettergegerbte Gesicht eines Menschen, der sich viel in freier Natur bewegt, eher interessanter und vielsagender als häßlich, wenn es auch nicht mehr dem Schönheitsideal aus der Werbung entspricht. Erst die Giftstoffe und Abgase, die der Mensch produziert, unüberlegtes Sonnenbaden, Fehlernährung und der Mißbrauch von Genußgiften wie Alkohol und Nikotin lassen Sie wirklich alt aussehen.
Die Kosmetikindustrie hat sich natürlich viel einfallen lassen, um Ihnen Schönheit so teuer wie möglich zu verkaufen. Ihre Produkte geraten aber immer mehr ins Kreuzfeuer der Kritik. Insbesondere erweisen sich einige Inhaltsstoffe als gesundheitsschädlich. So bilden beispielsweise billige Erdölprodukte sogar die Grundlage für Babycremes. Diese hautfremden Fette überziehen die Haut mit einem undurchlässigen Film, der die natürliche Hautfunktion unterbindet. Emulgatoren wie Polyethylenglycol (PEG), aggressive Tenside und krebsverdächtige Polyzyklische Moschusverbindungen (=synthetische Duftstoffe) reizen die Haut, trocknen sie aus und stören den Stoffwech-

sel. Konservierungsmittel lösen Allergien aus, Paraffine lassen die Haut schneller altern.
Mittlerweile gibt es ein großes Angebot an natürlichen Kosmetikprodukten. Um sich allerdings zurechtzufinden, brauchen Sie verläßliche Informationen. Lassen Sie sich in Naturkostläden, Reformhäusern und Drogerien beraten, und beachten Sie die Tests unabhängiger Institute wie Stiftung Warentest oder Ökotest.

So beeinflussen die Inhaltsstoffe des Grünen Tees Ihre Schönheit:
Grüner Tee beeinflußt Ihre Schönheit bereits, indem Sie ihn regelmäßig trinken. Vitamin C, E und Beta-Carotin aktivieren die Haut, schützen sie vor Umwelteinflüssen und beugen ihrer vorzeitigen Alterung vor. Außerdem verhindern sie die schädliche Wirkung der freien Radikale. Mineralien und Spurenelemente stehen der Haut in natürlicher Form, also in gut verwertbaren Molekülkomplexen zur Verfügung.
Gerbstoffe, Saponine und andere Inhaltsstoffe wirken entzündungshemmend, regulieren den Säureschutzmantel der Haut, spenden Feuchtigkeit und wirken antibakteriell.
In Japan und China sind schon seit längerer Zeit Cremes und Lotionen auf dem Markt, die Grünen Tee oder Grüntee-Extrakte enthalten. Seit kurzem finden Sie Grüntee-Kosmetika auch bei uns in den Regalen. Achten Sie beim Kauf darauf, daß keine künstlichen Duftstoffe oder Konservierungsmittel enthalten sind. Die Herstellung von guter, haltbarer Naturkosmetik ist möglich. Meistens sind diese hochwertigen Produkte sogar preiswerter als Kosmetika, für deren Markennamen Sie viel Geld bezahlen müssen. Ab Seite 100 finden Sie Hinweise zur Herstellung eigener Grüntee-Pflegemittel.

Warenkunde Grüner Tee

Besonderheiten der Teeländer

China ist ein riesiges Land mit sehr unterschiedlichen Klimazonen und Bodenverhältnissen. Die Teeproduktion ist auf mehr als 16 Provinzen, zum Beispiel Fujian, Guandong, Yunnan, Hunan, Anhui, Zhejiang, überwiegend im Süden des Landes verteilt. Es ist also nicht weiter erstaunlich, daß in China die Auswahl an Sorten extrem vielfältig ist.
Japans Teegärten liegen fast ausschließlich in der Provinz Shizuoka am Fuße des heiligen Berges Fudschijama. Von dort stammen Sorten wie der berühmte und in Japan meistgetrunkene Sencha und der edle Gyokuro.
Die Produktion von Grünem Tee ist die Arbeit von Spezialisten. Schon beim Pflücken wird sehr sorgfältig vorgegangen. Reißen oder brechen die Blätter, setzt der Fermentationsvorgang sofort ein, und die Ernte wäre entweder nicht mehr zu gebrauchen, oder die Qualität wird schlechter. Es dürfen nur die zarten, jungen Blattknospen und zwei der darunterliegenden Blätter gepflückt werden. In den Teeplantagen, auf denen viele tausend Pflanzen dicht gedrängt stehen, arbeiten geübte Teepflückerinnen, die mit flinken Fingern die besten Triebe und Blätter auswählen. Die Pflückrunden in den Plantagen müssen sehr überlegt geplant werden, damit bei den einzelnen Pflanzen jeweils die richtigen Ernteintervalle eingehalten werden. Nur durch die Handpflückung ist gewährleistet, daß ausschließlich pflückreife Teeblätter geerntet werden und weder die Pflanze noch die Qualität des Tees Schaden nehmen. Bei maschineller Ernte kommt niemals eine wirklich gute Qualität zustande. Der Inhalt jedes Pflückkorbes wird vom Teemeister sorgfältig geprüft, bevor er in die weitere Produk-

tion gelangt. Aus vier Kilogramm frisch gepflückten Teeblättern kann nur rund ein Kilogramm handelsfertiger Tee hergestellt werden.

Im nächsten Schritt erfolgt die Erhitzung mit Dampf oder trockener Hitze in Kesseln und Trommeln. Nur Blätter mit einer gleichmäßigen Struktur können zufriedenstellend und gleichmäßig durcherhitzt werden. Zuviel Hitze verschlechtert den Geschmack, während ein Zuwenig die Gefahr der nachträglichen, unkontrollierten Fermentation in sich birgt. Wirken Dampf oder trockene Hitze unregelmäßig auf die Teeblätter ein, wird außerdem das Rollen der Blätter erschwert, wodurch das Aussehen beeinträchtigt wird.

In China wird die Fermentation meist durch trockene Hitze in Pfannen oder Trommeln unterbunden, während japanische Produzenten die Wasserdampfbehandlung bevorzugen.

Chinesischer Grüntee hebt sich vom japanischen Produkt geschmacklich etwas ab, weil die Blätter nach der in China üblichen Produktionsmethode meist ganz leicht anfermentiert werden. Japanischer Grüntee ist überhaupt nicht fermentiert. Bei beiden Verfahren behält das Teeblatt bis zum Schluß seine natürliche grüne Farbe. Bedingt durch das trockene Rösten ergibt der chinesische Tee eine leicht orangefarbene Tönung in der Tasse, während sich japanischer Tee zitronengelb bis grün färbt.

Nach dem Erhitzen wird der Tee etappenweise getrocknet, damit er für den abschließenden Rollvorgang von Hand oder mit einer Maschine in einem idealen optischen Zustand ist. Die erste Trocknungsphase ist der kritischste Teil des Produktionsvorganges. Temperatur und Dauer müssen optimal abgestimmt sein, so daß die Qualität des Produktes nicht leidet, ein schönes Aussehen erzielt wird und optimale Haltbarkeit zustande kommt. In der Regel werden für die Trocknung Trommeltrockner verwendet, in die heiße Luft eingeblasen wird.

Eine sich drehende, mit gabelartigen Auslegern versehene Welle sorgt dafür, daß der Tee gleichmäßig getrocknet wird. Nach der Trocknung und dem Rollen ist der Tee fertig und kann verpackt werden.
Halbfermentierte Oolong-Tees werden hauptsächlich in Taiwan und der südchinesischen Provinz Fujian hergestellt. Sie liegen geschmacklich zwischen Grünem und Schwarzem Tee, sind aber wesentlich bekömmlicher als letzterer. Die Teeblätter werden vor dem Erhitzen kurz anfermentiert, so daß sie einen orangeroten bis bräunlichen Tee ergeben. Liebhaber bezeichnen den taiwanesischen »Formosa Top Fancy Oolong« gern als den Champagner unter den Teesorten. Die Preise für Oolong-Tees variieren ebenso wie die gehandelten Qualitäten, die Spanne liegt zwischen fünf und achtzig Mark pro einhundert Gramm Tee. Strenggenommen ist diese Teeart kein echter Grüner Tee, kommt ihm aber vom Gesundheitswert her schon recht nahe.

TIP

Oolong-Tee ist eine ideale Zwischenlösung, wenn Sie von Schwarzem auf Grünen Tee umsteigen wollen, sich aber mit dem herben Geschmack noch nicht anfreunden können. Oolong bietet Ihnen den Gesundheitswert des Grünen Tees bereits in großem Umfang.

Gelegentlich könnten Sie auf den Begriff »Weißer Tee« stoßen. Diese durch einen langsamen und schonenden Welkprozeß in freier Natur ganz leicht anfermentierte Teespezialität war früher den Mitgliedern des chinesischen Kaiserhofes vorbehalten. Nur die zartesten, mit weißem Härchenflaum bedeckten Blattknospen dürfen für diese, fast unbezahlbare, Spitzenqualität verwendet werden.

Aromatisierter Grüntee

Natürlich gehen durch aromatisierende Zusätze die feinen Geschmacksnuancen der mannigfachen Sorten verloren. Teeblätter nehmen feine Düfte sehr gut auf, was bei der Lagerung mitunter durchaus zu einem Problem werden kann. Diese Eigenschaft kann aber auch genutzt werden, um den Tee gezielt zu aromatisieren.

Ein Klassiker unter den Aromatees ist der chinesische Jasmintee. Für einen hochwertigen Jasmintee werden grüne Teeblätter bis zu siebenmal mit frischen Jasminblüten vermengt, die anschließend wieder ausgesiebt werden. Solche Tees sind sehr teuer und nur in guten Teefachgeschäften erhältlich. Sie müssen als Qualitätszeichen keine Jasminblüten mehr enthalten, sondern zeichnen sich durch ihren angenehmen Duft und Geschmack aus.

Hüten Sie sich vor billigen Jasmintees aus dem Supermarkt, meist handelt es sich um Schwarzen Tee, der mit künstlichen Aromen versetzt wurde. Achten Sie genau aufs Etikett.

In ähnlicher Weise kann der Tee mit Zimtblüten, Zitronengras, Rosen- oder Litschiblüten aromatisiert werden. Natürliche ätherische Öle eignen sich ebenfalls zur Geschmacksveränderung. Der bekannteste, mit ätherischen Ölen aromatisierte Tee ist der sogenannte Earl Grey Tee. Edward Grey, Earl of Fallodon, brachte die Sitte, Tee mit Bergamotte-Öl zu versetzen, aus seiner Zeit als britischer Außenminister in Japan Anfang dieses Jahrhunderts mit nach Hause. Beim handelsüblichen Earl Grey Tee wird Schwarzer Tee verwendet, beim japanischen Grüner Tee.

Verschiedene Hersteller bieten Grünen Tee mit Fruchtaromen, beispielsweise Apfel, Orange, Zitrone, Grapefruit oder Mandarine an. Wenn Sie sich nicht zum Kreis der Grüntee-Puristen zählen oder Kinder von dem gesunden Getränk überzeugen möchten, sind diese Sorten durchaus eine Alternative. Wichtig ist nur, daß keine minderwertigen Teesorten und keine künstlichen Aromastoffe bei der Herstellung verwendet werden. Die Deklaration »Naturidentische Aromastoffe« besagt lediglich, daß Duftstoffe beigesetzt sind, die im Labor den natürlichen Vorbildern nachgebaut worden sind, also im Prinzip auch künstlich sind. Die Bezeichnung »Natürliches Aroma« hingegen steht für echte Naturstoffe.

Einkaufshilfen zum Grünen Tee

Der Einsteiger-Tee

Die erste Tasse Grüner Tee kann für den Neuling zur herben Enttäuschung werden. Es gibt einige Faktoren, die den Geschmack des Getränkes beeinflussen. Möglicherweise war die Wassertemperatur zu hoch, die Ziehdauer zu lange, die Wasserqualität schlecht oder einfach die Sorte ungeeignet.
Um Enttäuschungen zu vermeiden, beachten Sie bei der Auswahl ein paar Tips:

- Probieren Sie zum Einstieg einen Tee in mittlerer Preislage. Billigtee für drei bis fünf Mark pro einhundert Gramm lassen Sie am besten unbeachtet liegen. Sehr teure Sorten hingegen können Sie mangels Erfahrung im Geschmack und der Zubereitung erst einmal vernachlässigen.
- Gut geeignet für die ersten Versuche mit Grünem Tee sind die einfacheren Teesorten Bancha oder Sencha aus Japan oder Chun Mee, Gunpowder und Jin Zhu Mao Jian aus China.
- Für sieben bis maximal zwölf Mark bekommen Sie bereits einen guten Bancha-Tee, für die etwas höhere Qualitätsstufe Sencha müssen Sie schon zehn bis hinauf zu rund vierzig

Mark anlegen. Die genannten chinesischen Sorten finden Sie in guter Qualität von sieben bis fünfzehn Mark pro einhundert Gramm.

- Auch mit preiswerten indischen Assam-Grüntees können Sie Ihre ersten Erfahrungen sammeln.

Wenn Sie wirklich Feuer gefangen haben, bietet sich das nächste Preissegment zwischen vierzig und neunzig Mark an. In dieser Preisklasse finden Sie hervorragende Gyokuro-Tees, das entspricht der höchsten japanischen Qualitätsstufe. Zwischen zwanzig und fünfzig Mark, jeweils pro einhundert Gramm, können Sie auch schon in die chinesische »Oberklasse« vorstoßen.

Im Vergleich zu den genannten guten Tees zahlen Sie für eine Grüntee-Rarität wie »Silver-Needle« aus China über zweihundert Mark, für einen exquisiten Gyokuro Hisahomare aus Uji auf der japanischen Insel Honschu etwa 180 Mark pro 100 Gramm.

Ab einem Preis von etwa fünfzehn Mark bekommen Sie in der Regel einen Grünen Tee, den Sie mit gutem Ergebnis bis zu viermal aufgießen können. Bei einem hervorragenden Tee schmeckt schon der erste Aufguß, und auch der vierte kann noch genossen werden. Dabei haben Sie dann die Gewähr, daß sich wirklich alle Wirkstoffe aus dem Blatt gelöst haben und Ihnen zugute kommen. Das bedeutet, daß ein höherer Einkaufspreis mitunter sogar wirtschaftlicher sein kann als ein niedriger.

Die genannten Preise stellen grobe Richtwerte dar, die sich 1998 aus den Preislisten verschiedener Teehändler ergeben haben. Sie können je nach Lage des Anbaugebietes, Erntemenge, Qualität und Nachfrage erheblich variieren.

Qualitätsmerkmale

Um guten Tee zu erkennen, müssen Sie Ihre Sinne gebrauchen und schulen. Geruch, Farbe, Geschmack, Griffigkeit und Lagerdauer sind entscheidende Beurteilungskriterien. Bei der Lagerdauer sind Sie allerdings auf die Zuverlässigkeit Ihres Händlers angewiesen, der in der Lage sein sollte, Ihnen zu sagen, wann der Tee Ihrer Wahl geerntet wurde. Länger als eineinhalb Jahre darf dieser Zeitpunkt nicht zurückliegen.
Folgende Kriterien helfen Ihnen bei der Auswahl einer hochwertigen Teesorte:

- **Farbe:** Guter Grüner Tee hat eine gleichmäßig grüne Farbe. Natürlich gibt es hier Farbvarianten von gelblich- bis bräunlich-grün. Niemals darf der Tee grau und stumpf sein. Ein etwas aufwendigerer Test ist, die Blätter in etwas Wasser aufzuweichen, um sie dann auseinanderzurollen. Zeigen sich hier dunkle Blattränder, wurde der Tee wahrscheinlich zu spät nach der Ernte erhitzt und ist stärker anfermentiert, als er sein dürfte. Einige chinesische Tees und Oolong-Sorten können Sie allerdings nicht ausreichend beurteilen, da ein gewisser Fermentationsgrad erwünscht ist. Bei Oolong-Tees dürfen die Blätter zwar einen bräunlichen Rand haben, sollten aber keine braunen Flecken im Blatt aufweisen.
- **Geruch:** Frischer und qualitativ hochwertiger Tee hat immer einen eigenen, für Ihre Nase vielleicht sogar eigenwilligen Geruch. Lassen Sie sich also nicht zu sehr von Ihren Geruchsgewohnheiten beeinflussen. Niemals darf er muffig oder gar faulig riechen! Idealerweise erinnert Sie der Geruch an den Heuduft einer frisch gemähten Wiese.
- **Taktile Wahrnehmung:** Gebrauchsfertiger Grüner Tee darf sich nicht weich und feucht anfühlen, sondern griffig. Andererseits darf er auch nicht sehr trocken sein und in der Verpackung rascheln! Das ist ein Hinweis auf einen deutli-

chen Qualitätsverlust durch falsche Trocknung oder Überalterung.

- **Geschmack:** Sie können Grünen Tee ohne Probleme kauen! Guter Tee schmeckt knackig und gleichzeitig zart. Die Gerbstoffe sorgen nach kurzer Zeit für einen Belag in Ihrer Mundhöhle und Ihrem Gaumen, der nicht unangenehm ist.
- **Kostprobe:** Eine Kostprobe ist natürlich der optimale Qualitäts- und Geschmackstest, aber Ihrem Händler nicht zumutbar.

Teebeutel mit Grüntee sollten Sie nach Möglichkeit meiden, da meist minderwertige Sorten verwendet werden und das Filterpapier die optimale Umspülung und Ausnutzung der Teeblätter verhindert. Brauchen Sie Teebeutel für unterwegs, kaufen Sie Ihren Vorrat in Fachgeschäften, Reformhäusern oder Naturkostläden, die auf bestmögliche Qualität achten. Grüntee, der Ihnen aus einer großen Vorratsdose heraus angeboten wird, sollten Sie nur kaufen, wenn der Händler Ihnen glaubhaft versichern kann, daß die Ware frisch ist. Sie kaufen besser aromasicher verpackte Ware. Dann ist der Tee nicht ausgetrocknet, hat keine Fremdgerüche angenommen und konnte durch den Luftsauerstoff nicht nachfermentieren.

EXTRATIP

Kaufen Sie nur kleine Teemengen auf Vorrat. Den geringfügig höheren Preis macht der gute Geschmack auch bei der letzten Tasse eines Teepäckchens mehr als wett! Typische Verpackungseinheiten sind fünfundzwanzig, fünfzig, hundert, zweihundertfünfzig und fünfhundert Gramm.

Die wichtigsten Sorten auf einen Blick

Chinesische Tees

- Chun Mee: ein leichter, feinherber Tee mit mildem und blumigem Aroma, der nicht zum Bitteren neigt. Helle, gelblich-grüne Farbe und zartes Blatt. Ein preiswerter Tee für jeden Tag.
- Gunpowder: Der chinesische Originalname lautet »Perlentee«. Der Aufguß ist hell, gelblich-grün und frisch bis herb im Geschmack. Ist Ihnen der erste Aufguß zu bitter, können Sie ihn nach kurzer Ziehdauer wegschütten und den zweiten und dritten Sud genießen. In Taiwan produzierter Gunpowder ist etwas leichter und süßlicher als chinesischer.
- Jin Zhu Mao Jian: ein feiner »Einsteiger«-Tee mit zartem, feingeripptem Blatt. Wird in Handarbeit in Woks bearbeitet. Ein spielerisch-leichter Tee für die stilvolle Teerunde.
- Gu Zhang Mao Jian: Diese Sorte wurde vor dem Erhitzen leicht anfermentiert, dadurch ergibt sich ein Geschmack, der denjenigen entgegenkommt, die vom Schwarzen auf den Grünen Tee umsteigen möchten. Zehn bis fünfzehn Mark müssen Sie für diese zarte Sorte mit goldgelbem, schwach süßlichem Aufguß bezahlen. Gelegentlich wird der Tee als kastanienartig bis leicht rauchig charakterisiert.
- Hyson: Der manchmal auch als Young Hyson bezeichnete Tee stammt von wildwachsenden Teesträuchern aus der südchinesischen Provinz Zhejiang. Er hat einen vollen, kräftigen und würzigen Geschmack und eine gelb-grüne Farbe im Aufguß.
- Ju Hua Cha: Diese Teesorte trägt auch den Namen »Grüne Päonie«. Bei der Ernte werden fünfzig bis hundert Triebe zu einer Art »Teerose« oder einem Kränzchen zusammengebunden. Pro Tasse wird eine solche Teerose mit heißem Wasser (90° bis 95° C) aufgegossen. Ju Hua Cha ist sehr ergiebig

und kann vier- bis fünfmal aufgegossen werden. Der Geschmack ist angenehm und fein, die Farbe schwach gelb, und er ist besonders magenfreundlich. Eine Teerose kostet im Fachhandel rund drei Mark.

- Lung Ching: Sie finden diesen Tee auch unter der Bezeichnung Long Jing oder Drachenbrunnentee. Diese Sorte ist ein Klassiker unter den Grünen Tees. Die langen, flachen Blätter ergeben einen smaragdgrünen Aufguß mit sanftem, frisch duftendem Aroma und einem weichen, leicht süßlichen Geschmack. Der Tee enthält besonders viel Vitamin C und ist eine ideale Erfrischung an heißen Sommertagen. Auch nach längerem Ziehen – bis zu fünf Minuten – ist der Geschmack noch gefällig und leidet nicht beim Erkalten. Für den Tee müssen Sie mit acht bis zwanzig Mark rechnen.
- Lu Shan Wu: ein nur schwach bitterer, erfrischend kräftiger Tee aus Südchina. Er enthält relativ wenig Koffein und wird deshalb auch von koffein-empfindlichen und älteren Menschen sowie Kindern sehr gut vertragen. Der Aufguß hat eine smaragdgrüne Farbe.
- Pi Lo Chung: ein relativ seltener Tee aus der südchinesischen Provinz Kwangsi. Pi Lo Chung ergibt einen hellen Aufguß mit apartem, frischem Geschmack. Den belebenden Tee sollten Sie mit maximal 70° C warmem Wasser aufgießen und rund drei Minuten ziehen lassen. Wird, wie einige andere chinesische Sorten auch, aus Taiwan angeboten. Der Preis liegt bei zehn bis zwanzig Mark je einhundert Gramm.

Die Liste der chinesischen Tees läßt sich mit schillernden Namen wie »Silver Dragon«, »White Snow«, »Moon Palace«, »Hubei Xia Zhou Bi Feng«, »Bambusgrün« oder »Huang-Hua-Wolkenspitze« fortsetzen. Doch fürs erste können Sie Ihre persönliche Wahl treffen, und wenn Sie auf den Geschmack gekommen sind, andere und neue Sorten entdecken.

Japanische Tees

- Bancha: Bancha steht in der Qualität eine Stufe unter dem beliebten Sencha-Tee. Er ist der typische und vielgetrunkene Alltagstee der Japaner. Japanische Grüntees sind prinzipiell etwas herber als chinesische. Bancha überzeugt durch seinen fein-herben Geschmack, der manchmal leicht süßlich nachklingt. Er enthält sehr wenig Koffein und ist deshalb für Kinder und Senioren sehr bekömmlich. Der Aufguß hat eine gelblich-grüne Farbe. Bancha erhalten Sie preiswert ab etwa vier bis höchstens zwölf Mark pro einhundert Gramm.
- Sencha: Der Tee repräsentiert die mittlere Qualitätsstufe japanischer Grüntees, wobei es ausgezeichnete Qualitäten gibt, die in der Regel auch teurer sind als der vielgetrunkene Alltags-Sencha. Je dunkler und kräftiger die Blätter sind, desto hochwertiger ist der Tee. Ein frisches, leicht blumiges Aroma zeichnet ihn aus, chinesische und taiwanesische Pflückungen erinnern geschmacklich ein wenig an frisches Heu. Pro Tasse brauchen Sie nur einen knappen Teelöffel Tee, den Sie etwa drei Minuten ziehen lassen. Es ergibt sich ein blaßgrüner, leicht gelblicher Tee. Sencha gibt es in drei Qualitätsstufen: Superior, Medium und Low.
- Gyokuro: Gyokuro – kostbarer Tautropfen – kommt aus der Gegend von Kyoto und wird von Liebhabern als die Krönung japanischer Teekultur bezeichnet. Es handelt sich um einen sogenannten Schattentee. Die Pflanzen wachsen im Schatten hoher Laubbäume und werden vor der Ernte, wenn die ersten Knospen sprießen, mit Bambusmatten oder engen Netzen abgedeckt. Dadurch verringert sich natürlich die Wachstumsgeschwindigkeit, aber die wertvollen Inhaltsstoffe und das besondere Aroma können sich ausgezeichnet in den Teeblättern entwickeln.

  Gyokuro ergibt einen gelb- bis golden-grünlichen Aufguß und verströmt einen Hauch von aromatischer Süße. Der

Geschmack ist kräftig. Die Sorte ist reich an Koffein, enthält aber nur wenige koffeinbindende Gerbstoffe und wirkt deshalb stark anregend. Aus diesem Grunde ist er für die Abendstunden nicht unbedingt geeignet. Für einen guten, »runden« Gyokuro sollte das Teewasser auf 50° bis 60° C abkühlen und nur etwa zwei Minuten lang ziehen.

- Matcha: Diese Sorte ist Pulvertee und eine weitere Besonderheit der japanischen Teebereitung. Matcha ist wie der Gyokuro ein Schattentee. Die Blätter werden gleich nach der Trocknung oder idealerweise erst kurz vor der Teezubereitung mit einer Steinmühle zu Pulver vermahlen. Das Pulver teelöffelweise direkt in spezielle Matcha-Teeschalen geben, mit 60° C warmem Wasser aufgießen und mit einem speziellen Bambusbesen oder einem möglichst engmaschigen Schneebesen umrühren, bis sich ein grüner Schaum auf dem Wasser bildet. Der Tee wird also mit den pulverisierten Teeblättern getrunken, deshalb kommen Sie in den Genuß aller Inhaltsstoffe. Matcha hat einen sehr kräftigen Geschmack und regt stark an. In ihm ist relativ viel Koffein und besonders viel Beta-Carotin enthalten.
- Kokaicha: Ebenfalls ein Pulvertee, der nicht wie der Matcha in das Teewasser eingerührt, sondern stengelförmig gepreßt wird. Die richtige Ziehdauer von nur einer Minute ergibt einen angenehm weichen, frischen Tee mit hellgelber Farbe.
- Honjicha: Der Einfallsreichtum der Asiaten ist groß, wenn es um ihr Nationalgetränk, den Tee geht. Honjicha ist ein Bancha-Tee, der geröstet wurde. So entsteht ein koffeinarmer, würzig-herber Tee.
- Genmaicha: Noch eine Art, den einfachen Bancha aufzuwerten. Er wird mit rund 30 Prozent gerösteten Reiskörnern versetzt. Es entsteht eine interessante süß-salzige Geschmacksvariante.

Tees aus anderen Ländern

- Oolong: Diese leicht anfermentierte Teevariation, für die besonders taiwanesische Teegärten berühmt geworden sind, wird unter Kennern wegen des weichen und doch kräftigen Geschmacks sehr geschätzt. Fancy Oolong ist nicht so stark anregend, verströmt einen angenehmen Duft und erfreut durch seine hellgrüne bis bernsteinfarben-orangerote Farbe.
- Grüner Darjeeling: Dieser indische Tee wächst an den Südhängen des Himalaja. Er ist für Tee-Einsteiger gut geeignet. Ein guter grüner Darjeeling erreicht durchaus ein hohes Qualitätsniveau und entwickelt ein fruchtiges bis blumiges Aroma bei schönem, hellgelbem Aufguß. Preislich sind Darjeeling-Grüntees etwa zwischen vier und acht Mark je hundert Gramm angesiedelt.
- Grüner Assam: ein klassischer Tee aus der Hochebene Nordindiens. Ein Grüner Assam zeichnet sich durch ein würziges, lebhaftes Aroma mit einem goldgelben Aufguß aus. Einer der wenigen Grüntees, der auch hartes Leitungswasser mit nur geringem Qualitätsverlust toleriert.
- Südindischer Oothu: ein Grüntee, der mit manchen chinesischen Grüntees vergleichbar ist. Er hat ein ausgeprägtes mild-fruchtiges Aroma und schmeckt etwas lieblich.
- Ceylon Koslanda: Auch auf Sri Lanka wird eine kleine Menge Grüntee produziert. Der Koslanda ist mild und anregend, mit feinen Geschmacksnuancen im Aroma. Er verströmt einen lieblichen Duft.

Grünen Tee richtig aufbewahren

Grünen Tee sollten Sie immer so aufbewahren, daß er gut verschlossen und vor Licht und Feuchtigkeit geschützt ist. Ideal sind Teedosen aus Holz, Blech oder Porzellan mit einem gut schließenden Deckel. Über ihre unzähligen Poren nehmen die Teeblätter sehr leicht fremde Gerüche an. Bei der Lagerung hat der Tee nichts neben stark duftenden Gewürzen oder Kräutertees verloren. Auch der Kühlschrank ist ungeeignet. Er bietet zwar einerseits Kühle und Dunkelheit, ist aber meist mit den verschiedensten Speisegerüchen überlagert. Direkt neben dem Küchenherd oder nahe an der Zentralheizung ist auch kein guter Standort für Ihren wertvollen Tee. Da die Teedose mit der Zeit das Aroma des jeweils darin gelagerten Tees annimmt, verwenden Sie am besten eine Dose für je eine Teesorte. Möchten Sie eine Sorte ausmustern und die Dose neu verwenden, dann spülen Sie sie mit heißem Wasser gründlich aus, und lassen Sie die Dose mehrere Tage offen an einem luftigen Ort stehen, damit sich die restlichen ätherischen Öle und Duftstoffe der alten Teesorte verflüchtigen können. Andere Nahrungsmittel oder Gewürze haben in einer Teedose grundsätzlich nichts verloren. Haben Sie Ihren Lieblingstee entdeckt und möchten den Preisvorteil einer größeren Packung nutzen, dann ist eine zusätzliche Vorratsdose ideal, aus der Sie wöchentlich Ihren Bedarf in eine kleinere Dose umfüllen. Unter dem wiederholten Sauerstoffeintritt beim Öffnen leiden das Aroma und die Qualität des Tees bei der Lagerung. Stellen Sie die Vorratsdose an einen kühlen und trockenen Platz mit geringen Temperaturschwankungen.

EXTRATIP

Optimal gelagert, können Sie Grünen Tee ohne Geschmackseinbußen etwa eineinhalb Jahre lang aufheben. Die medizinischen Qualitäten lassen allerdings in diesem Zeitraum bereits nach. Halbfermentierter Oolong-Tee oder Schwarzen Tee können Sie länger aufbewahren.

Anwendungswegweiser

Die richtige Zubereitung

Ob der Grüne Tee in Ihrer Tasse anregend oder beruhigend, kräftig oder mild ist, entscheiden nicht nur der Charakter und Koffeingehalt einer bestimmten Sorte, sondern auch die verwendete Teemenge und die Ziehdauer.

So schmeckt Grüner Tee

In den asiatischen Ursprungsländern wird der Grüne Tee seit jeher ungesüßt getrunken. Die Sitte, Tee mit reichlich Zucker zu versetzen, ist sehr viel später entstanden. Selbstverständlich hat ein süßer Tee, wie Sie ihn in Indien, der Türkei, Marokko und in vielen Ländern Kleinasiens und Nordafrikas serviert bekommen, auch seine geschmacklichen Reize.
Wenn Sie den Eigengeschmack eines guten Tees wirklich erspüren und schmecken möchten, sollten Sie ihn pur trinken. Grüner Tee entfaltet seinen Geschmack und seine Heilwirkung am besten, wenn Sie ihn so trinken, wie er nun einmal ist – naturbelassen, ohne weitere Zutaten wie beispielsweise Zucker, Milch oder Zitrone.
Das gilt selbstverständlich um so mehr, je edler und teurer der Tee ist. Aber auch daraus müssen Sie kein Dogma machen, höchstens eine gute Richtlinie. Einen Nepali, der in den kargen Höhen des Himalaja lebt, würden Sie jedenfalls todunglücklich machen, wenn Sie ihm bei seiner ohnehin einfachen Kost den

Schuß frische, süße und fette Yakmilch in den Tee verwehren würden!

Die chinesische Methode

Nach der traditionellen chinesischen Zubereitungsmethode wird pro Teetasse (etwa 100 ml Wasser) 1 gestrichener Teelöffel (1–1,5 Gramm) Grüner Tee verwendet. Ab fünf Tassen Gesamtmenge einen Teelöffel zusätzlich »für die Kanne« dazugeben.

WICHTIG

Je hochwertiger der Tee ist, desto niedriger sollte die Temperatur des Wassers sein, das zum Aufgießen verwendet wird. Billigere Tees vertragen 85° bis 90° C heißes Wasser, während 50° bis 60° C bei teuren Teespezialitäten nicht überschritten werden dürfen.

Ist Ihnen der erste Aufguß zu stark, können Sie die Methode des »Teeöffnens« anwenden: Die Blätter mit heißem Wasser bedecken, das Wasser nach dreißig bis sechzig Sekunden abgießen, mit der beabsichtigten Wassermenge überbrühen und drei bis fünf Minuten ziehen lassen. Durch das Wegschütten des ersten, kurzen Aufgusses mindern Sie den Koffeingehalt deutlich. Ab drei Minuten Ziehdauer lösen sich koffeinbindende Gerbstoffe optimal, und es entsteht ein beruhigender, sehr magenschonender Tee. Tees, die ein bis zwei Minuten ziehen, regen stärker an.

EXTRATIP

Hochwertige Tees, die mit kühlerem Wasser aufgegossen werden, sollten rund eine Minute länger als sonst ziehen.

Grüntee auf japanisch

Die japanische Zubereitungsmethode betont den stimulierenden Aspekt des Tees und ist schnell: Das Teewasser kurz aufkochen und dann gut zehn Minuten lang auf 60° bis 70° C abkühlen lassen. Pro Tasse einen gehäuften oder zwei gestrichene Teelöffel Tee verwenden, das Wasser aufgießen, 60 bis 90 Sekunden ziehen lassen, abseihen und sofort servieren. In Japan wird der Tee bei kurzer Ziehdauer fast doppelt so stark dosiert wie in China.

EXTRATIP

Bei der Matcha-Zubereitung (siehe Seite 66) müssen Sie ebenfalls zwei gestrichene Teelöffel Matcha-Pulver pro Tasse einplanen.

Schnelle Zubereitung für jeden Tag

Es gibt zwei leichte Methoden, um Ihren Grünen Tee im Büro oder zwischendurch daheim zuzubereiten. Idealerweise sollten Sie sich in jedem Fall die Zeit nehmen, Ihre Kanne und die Tassen mit heißem Wasser vorzuwärmen, zur Not kann dieser Schritt aber auch entfallen.

Das Verfahren der zwei Kannen

- Bereiten Sie zwei gleich große Teekannen vor.
- Geben Sie die benötigte Teemenge in die eine Kanne.
- Das Wasser aufkochen, etwa 10 Minuten abkühlen lassen, dann in die Kanne gießen.
- Nach rund 3 Minuten den fertigen Tee durch ein einfaches Kunststoff-Teesieb in die zweite Kanne umfüllen. Nun ist der Tee trinkfertig.
- Die Teeblätter in der ersten Kanne können Sie für weitere Aufgüsse verwenden oder ausspülen.

- Grünen Tee möglichst nicht auf Vorrat zubereiten und in eine Thermoskanne füllen! Er schmeckt nur frisch.

Eine Methode aus der Ming-Dynastie

Es ist eine uralte, jedoch einfache Zubereitungsart.

- Die benötigte Wassermenge aufkochen und sofort in die kalte Teekanne gießen. Dadurch kühlt sich das Wasser etwas ab.
- Nach kurzer Wartezeit einen Teelöffel Teeblätter pro Tasse dazugeben. Den Deckel der Kanne schließen. Den Tee 8 bis 10 Sekunden ziehen lassen.
- Den Tee in die Tassen gießen. Die eventuell im Teesieb aufgefangenen Teeblätter in die Kanne zurückgeben und den Tee aus den Tassen erneut in die Kanne gießen. Weitere 8 Sekunden warten und den Tee servieren.
  Diese Methode simuliert zwei Aufgüsse und ergibt einen frischen, belebenden Tee.
- Durch das Umgießen des Tees können Sie sich das Vorwärmen der Tassen sparen, und das Getränk wird gut durchmischt.

Wasser und Kanne – Paten des guten Tees

Bestimmt haben Sie diese Erfahrung schon einmal selbst gemacht: Bei Bekannten wird Ihnen eine Tasse Tee oder auch Kaffee angeboten. Eigentlich ist es ja Ihre Lieblingssorte, aber das Getränk will nicht so recht schmecken!

Ziemlich sicher liegt der Grund für den schlechten Geschmack des Getränkes nur darin, daß Ihre Freunde ein deutlich härteres Leitungswasser haben, als Sie selbst an Ihrem Wohnort bekommen. Genauso hätte die Überraschung auch positiv ausfallen können, wenn das Wasser bei Ihnen zu Hause schlechter ist.

Schon in den chinesischen Anleitungen zur Teebereitung wird dem richtigen Wasser eine große Bedeutung beigemessen. Am idealsten ist – der Schrift eines chinesischen Teemeisters aus dem 8. Jahrhundert zufolge – klares Wasser aus einer reinen Bergquelle, dann sauberes Wasser aus der Mitte eines Flusses, und am Ende der Skala steht gutes Brunnenwasser.

Weiches, kalkarmes Wasser ist ideal

Die Gelegenheit, Ihren Tee mit Bergquellwasser zuzubereiten, werden Sie wahrscheinlich nur sehr selten haben.
Nach Auskunft der Behörden ist die Qualität des Leitungswassers gut – »als Trinkwasser geeignet«. Das mag im Hinblick auf fehlende Keimbelastungen und die Einhaltung der Grenzwerte für Nitrate und Giftstoffe stimmen, aber Kalkgehalt und Chlorzusätze trüben das Bild doch sehr stark.
Einen wirklich guten Tee können Sie nur mit weichem, kalkarmem Wasser zubereiten. Der Gehalt des Wassers an Calcium- und Magnesiumsalzen wird in Deutschen Härtegraden (gängige Abkürzungen: DG, °d oder dH) gemessen. Spätestens ab einem Härtegrad von neun sollten Sie etwas zur Verbesserung Ihres Teewassers unternehmen. Schon geringere Härtegrade können bei sehr edlen Teesorten Geschmacksverluste verursachen.

So verbessern Sie das Teewasser

- Ein einfacher Trick zur Wasserverbesserung ist das zweimalige, kurze Aufkochen. Sie kennen sicher den Effekt, daß sich im Wasserkessel mit der Zeit eine Kalkschicht bildet. Ab zirka 60° C fällt Kalk im Wasser aus und lagert sich innen im Wassergefäß an. Durch das doppelte Aufkochen verstärkt sich die Entkalkung, deshalb müssen Sie den Kessel öfter reinigen.

- Im Fachhandel werden spezielle Wasserfilter-Kannen angeboten, die mittels Aktivkohle-Granulat Kalk und zahlreiche andere Verunreinigungen recht wirksam binden können. Problematisch ist nur, daß dieses feuchte Granulat einen idealen Nährboden für die verschiedensten Keime darstellt. Daher sollten Sie sich genau an die empfohlenen Auswechselintervalle halten. Überschreiten Sie diese und die Aufnahmekapazität der Aktivkohle ist erschöpft, entsteht ein Umkehreffekt: Die vorher mühsam herausgefilterten Stoffe – auch etwaige Giftstoffe und Nitrate – können nicht mehr gehalten werden und gelangen hochkonzentriert in das Teewasser.
- Auch sogenannte Umkehrosmose-Geräte eignen sich zur Wasserfilterung. Hier werden durch Druck an einer sogenannten semipermeablen Membran Wassermoleküle abgepreßt und stehen dann als sehr reines Wasser zur Verfügung. Die Schadstoffe, der Kalk, aber auch wertvolle Mineralien bleiben zurück und werden fortgespült. Der Mineralverlust ist vertretbar, da Mineralien, die Sie in natürlicher Molekülbindung über Obst und Gemüse zu sich nehmen, sowieso besser verwertbar sind als aus dem Wasser, vorausgesetzt, Sie essen reichlich Obst und Gemüse. Ein Nachteil ist, daß die Geräte für die Druckerzeugung und den Spülprozeß viel Wasser verbrauchen und sich das Wasser wegen der erhöhten Kalkkonzentration und etwaiger Schadstoffe nicht mehr zum Trinken und Kochen eignet.

WICHTIG

Wenn Sie unsicher sind, erkundigen Sie sich bei Ihrem Wasseramt nach den Härtegraden in Ihrem Wohnort. Die folgende Tabelle gibt Ihnen Hinweise, an denen Sie sich orientieren können.

Härtegrade

HÄRTEGRADE	QUALITÄT	HÄRTEBEREICH
0–3	sehr weich	1
4–7	weich	
8–14	mittelhart	2
15–21	ziemlich hart	3
22–28	hart	4
über 28	sehr hart	

Oft werden nur die Härtebereiche angegeben, die Sie nicht mit den deutschen Härtegraden verwechseln dürfen.

Wasser-Alternativen

Eine teure Alternative ist die Verwendung von stillem Mineralwasser. Für den Gyokuro, den Silver-Needle, aus dem Spezialitäten wie Tresor oder Jasmintee hergestellt, ist Mineralwasser empfehlenswert. Bereiten Sie mit mehreren verschiedenen Wässern unter gleichen Bedingungen Proben zu, um die optimale Sorte zu finden.
Manche Tees vertragen hartes Wasser besser als andere Sorten. So lassen sich ein Grüner Assam aus Indien oder verschiedene nordchinesische Grüntees auch noch gut mit Wasser zubereiten, das mehr als 10 oder 12 Härtegrade hat.

WICHTIG

Destilliertes Wasser sollten Sie möglichst nicht verwenden. Dieses Wasser wurde im Produktionsprozeß mehrmals verdampft und wieder kondensiert. Damit ist zwar gewährleistet, daß nichts anderes als Wassermoleküle enthalten sind, aber Sie haben es mit einem Produkt zu tun, das sämtlicher Inhaltsstoffe gründlich beraubt worden ist.

Auch der Kochvorgang zählt!

Noch ein Wort zum Kochvorgang an sich: Zu langes Kochen verschlechtert die Wasserqualität! Wenn der Siedepunkt erreicht ist, beginnen einzelne Blasen aufzusteigen – das ist die richtige Wassertemperatur. Dann nur noch kurz warten und den Kessel von der Herdplatte nehmen. Wird weiter erhitzt, beginnt das Wasser zu sprudeln, und dann ist es bereits zu spät: Der Tee wird schal schmecken.

Also: gutes Teewasser ein bis zweimal nur kurz aufkochen lassen!

Der Teefachhandel hat inzwischen auf die steigende Akzeptanz des Grünen Tees reagiert und bietet spezielle Wasserkocher an, bei denen sich eine niedrigere Endtemperatur als die üblichen 100° C einstellen läßt. Die Geräte schalten bei etwa 80° C ab, und Sie können das Wasser direkt, ohne Wartezeit zum Aufgießen des Grüntees benutzen. Wenn Sie für andere Zwecke kochendes Wasser brauchen, läßt sich der Kocher natürlich auf Siedetemperatur umschalten.

Ohne Kanne geht es nicht

Wasserqualität, Material der Teekanne und Pflege des Teegeschirrs haben großen Einfluß auf das Aroma Ihres Tees. Ohne eine extra Kanne für den Grünen Tee geht es nicht. Die wichtigsten Kriterien zur Auswahl und Reinigung einer guten Teekanne kennen Sie bereits (siehe Seite 43).

Darüber hinaus ist wichtig, daß der Deckel Ihrer Kanne gut schließt. Das Aroma des Tees entwickelt sich am besten im geschützten Raum der Kanne, die Temperatur bleibt erhalten, und beim Ausgießen ist ein gleichmäßiger Fluß gewährleistet.

TIP

Mit einem einfachen Test können Sie prüfen, ob der Deckel gut schließt. Füllen Sie die Kanne etwa zur Hälfte mit Wasser, schließen Sie den Deckel, und beginnen Sie das Wasser auszugießen. Wenn Sie mit einem Finger das Luftloch im Kannendeckel zuhalten, sollte der Wasserfluß schnell und möglichst tropffrei stoppen.

Die Kanne sollte nicht zu groß sein, da Grüner Tee am besten schmeckt, wenn er in kleiner Menge immer wieder frisch zubereitet wird. Eine Kanne mit einem halben Liter Fassungsvermögen ist eine gute Wahl. Manche Teeliebhaber empfehlen, eine neue Tonkanne in einem großen Topf mit einem kräftigen Grüntee kurz auszukochen, damit jede Tonpore das Teearoma aufnimmt und der Eigengeruch der Kanne verlorengeht. Anderen genügt es auch schon, ihre Kanne, mit einem starken Grüntee-Aufguß gefüllt, einige Zeit stehen zu lassen. Da der Tee in beiden Fällen ungenießbar wird und bestenfalls noch zum Blumengießen taugt, verwenden Sie hierfür eine billige Grünteesorte.

Grüner Tee in der Küche

Die Chinesen sind von der Qualität und dem gesundheitlichen Wert des Grünen Tees fest überzeugt. Einige chinesische Teehändler, die sich zusammengeschlossen haben, empfehlen, die Teeblätter nach dem Aufbrühen nicht einfach wegzuwerfen, sondern als wertvolle und wohlschmeckende Zutat für Salate, Gemüsegerichte und andere Speisen zu verwenden.

Getränke für heiße und kalte Tage

Wer etwas Abwechslung mag, den Geschmack von Kindern treffen möchte oder einfach nur neugierig auf etwas Neues ist, kann seiner Phantasie freien Lauf lassen. Fruchtstücke und Fruchtsäfte eignen sich hervorragend, um sommerlich frische Drinks zu kreieren. Und schön heiß, mit wärmenden Gewürzen serviert, vermag der Grüne Tee die Winterkälte zu vertreiben.

Früchte-Grüntee für Kinder

schnell • ideal für Kinder

Etwas mehr als die benötigte Menge Wasser zum Kochen bringen. Pro gewünschter Tasse Tee einen halben Löffel Grünen Tee in die Kanne geben. Das Wasser einige Minuten abkühlen lassen und den Grüntee in der Kanne mit etwas Wasser bedecken. Den ersten koffeinreichen, leicht bitteren Aufguß nach einer Minute wegschütten.

- Getrocknete Apfelstücke, Hagebuttenschalen oder einfach eine fertige Früchteteemischung mit in die Kanne geben, neu aufgießen und etwa 5 Minuten ziehen lassen. Sie erhalten ein fruchtiges Erfrischungsgetränk, das auch Kinder gerne mögen. Die Fruchtstücke liefern eine zusätzliche Portion Vitamin C. Ein wenig Honig zum Süßen ist erlaubt.

Grüntee mit Apfelsaft

raffiniert • erfrischend

Die benötigte Anzahl Long-Drink-Gläser jeweils zur Hälfte mit filtriertem oder naturtrübem Apfelsaft füllen. Den Grünen Tee zubereiten, die Gläser damit auffüllen. Den ersten Aufguß wieder wegschütten, damit er nicht bitter schmeckt. Eine Prise Zimt und ein Schuß Zitronensaft runden den Geschmack ab.

EXTRATIP

An heißen Sommertagen erst kaltstellen, dann mit einem Eiswürfel und Strohhalm servieren.
Im Winter den Apfelsaft zusammen mit dem Wasser erhitzen und über den Grünen Tee gießen, ein bis zwei dünne Scheiben frische Ingwerwurzel darin mitziehen lassen; ergibt eine würzig-scharfe Geschmacksvariante.

Eistee mit Grünem Tee

beliebt • erfrischend

Für vier Personen aus einem Liter Wasser und 4 gehäuften Teelöffeln Lung-Ching-Tee einen Tee zubereiten. 2–3 Minuten ziehen lassen. Den Tee etwas abkühlen lassen. Ein bis zwei unbehandelte Orangen auspressen. Den Saft zum Tee geben, nach Geschmack mit wenig Zucker süßen. Die Mischung kaltstellen. In hohe Gläser jeweils eine Kugel Vanilleeis geben, mit dem kalten Tee-Saft-Gemisch aufgießen, mit einem Schlagsahnehäubchen und abgeriebener Orangenschale oben drauf servieren.

Thé à la monde

Spezialität aus Marokko •
durststillend • belebend

Für den Thé à la monde brauchen Sie pro Tasse einen Teelöffel chinesischen Gunpowder-Tee. Bereiten Sie ihn wie gewohnt zu. Ein erster knapper Aufguß wird in Marokko in jedem Fall weggeschüttet. Oft wird der Grüne Tee sogar zweimal mit etwa 70° C warmem Wasser etwa 1 Minute knapp bedeckt aufgegossen und erst beim dritten Mal die gewünschte Wassermenge dazugegeben. Dieser dritte Aufguß wird mit einem kleinen Büschel frischer Pfefferminze und meist mehreren Stückchen Kandiszucker je nach Geschmack ergänzt. Die Minze waschen und auf einem Tuch sanft ausschlagen, damit, wie die Marokkaner sagen, der Duft erwacht. Der dritte Aufguß mit Kandis und Minze darf ruhig fünf Minuten und länger ziehen.

EXTRATIP

Den Tee möglichst mit orientalischer Gelassenheit zubereiten. Ein niedriger, kreisrunder Teetisch mit einer fein ziselierten Metallplatte und kleinen Teegläsern sorgt für das typische Ambiente.

Grüntee mit verschiedenen Kräutern

erfrischend •
wärmend • magenfreundlich

Ihrer Phantasie, Grünen Tee mit verschiedenen anderen Teepflanzen zu kombinieren, sind keine Grenzen gesetzt. Was schmeckt, ist erlaubt.

- Erfrischend sind zum Beispiel Kombinationen mit Pfefferminze, Zitronengras oder Melisse, wobei letztere bei einem über fünf Minuten gezogenen Grüntee den beruhigenden Aspekt betont.
- Holunder oder Lindenblüten wärmen und eignen sich in der Mischung als Erkältungstee.
- Zusammen mit Frauenmantelkraut oder Taubnesselblüten hilft die Kombination bei Menstruationsbeschwerden.
- Kamille, Pfefferminze, Schafgarbenkraut oder Ringelblu-

menblüten lassen den Grünen Tee zu einem ausgesprochenen Magenfreund werden.

So bereiten Sie den Tee zu:

1. Rechnen Sie pro Viertelliter Wasser 1 knappen Teelöffel Grüntee und 1 Teelöffel Kräuter Ihrer Wahl.
2. Bereiten Sie zuerst einen knappen ersten Aufguß mit Grünem Tee allein zu, den ersten Aufguß wegkippen.
3. Die Kräuter erst beim zweiten Aufguß dazugeben und etwa 5 Minuten ziehen lassen.
   Wenn Ihnen das Getränk nicht zu bitter wird, können Sie beim ersten Aufguß natürlich auch gleich Kräuter und Grüntee zusammen ziehen lassen.

Punsch mit und ohne Alkohol

würzig • für kalte Tage

Zutaten:

1 Stück frische Ingwerwurzel (etwa 3 cm), 2 Gewürznelken, 1 Zimtstange, 6 Teelöffel Grüner Tee oder halbfermentierter Oolong, Kandiszucker nach Belieben, Orangen- oder Zitronenscheiben

Den Ingwer kleinschneiden. Den Ingwer, die Nelken und die Zimtstange in 1 Liter Wasser geben, aufkochen und alles einige Minuten köcheln lassen. Etwas abkühlen lassen, dann über die Teeblätter gießen. Alles 3–5 Minuten ziehen lassen und abseihen. Nach Geschmack mit Kandis süßen. Den Punsch in Gläser füllen und mit Orangen- oder Zitronenscheiben servieren.

Variante
Statt 1 Liter Wasser nehmen Sie 1/2 Liter Wasser und je 1/4 Liter weißen Rum oder Brandy. Nicht aufkochen lassen, sondern nur erhitzen.

Beliebte Rezepte mit Grüntee

Grüntee-Buchweizen-Pfannkuchen

aromatisch • beliebt

Zutaten
250 g Buchweizenmehl, 1/2 l Wasser, 3 Eiweiße, 3 Eigelbe, 1 Prise Salz, 1 gehäufter Eßlöffel Grüntee-Pulver, Butterschmalz

Das Buchweizenmehl in dem Wasser etwa 1 Stunde quellen lassen. Inzwischen die Eiweiße steif schlagen und kaltstellen. Die Eigelbe, das Salz und das Grüntee-Pulver unter den Buchweizenteig rühren. Den Eischnee vorsichtig unterheben. In einer Pfanne Butterschmalz erhitzen, Teig dazugeben und die Pfannkuchen bei mittlerer Hitze von beiden Seiten goldgelb backen.

Variante
Als Beilage paßt gebratener Speck, Gemüse aus Lauch, Auberginen oder Zucchini dazu. Wem es besser süß schmeckt, reicht Kompott oder Zimt und Zucker dazu.

Grüntee-Nudeln

Zutaten
300 g Weizenvollkornmehl, 2 Eier, Salz, 1 gehäufter Eßlöffel Grüntee-Pulver, feingemahlen

Das Mehl, die Eier, Salz nach Belieben und das Grüntee-Pulver mit soviel Wasser gut vermengen, bis ein geschmeidiger Teig entsteht. Den Teig etwa 30 Minuten ruhen lassen. Dann mit der Nudelmaschine Nudeln herstellen. Für Spätzle den Teig auf ein Brett streichen und mit einem scharfen Messer Spätzle in schmalen Streifen ins sprudelnde Wasser schaben. Die Nudeln oder die Spätzle etwa 10 Minuten im Wasser ziehen lassen. Dann mit einem Schaumlöffel herausheben.

Grüntee-Waffeln

Zutaten
200 g Weizenvollkornmehl, feingemahlen, 1 Prise Salz, 1 Eßlöffel Grüntee-Pulver, 1/2 Päckchen Trockenhefe, 125 g Butter, zerlassen, 2 Eier, 200 ml Milch, 1 Eßlöffel Honig, geriebene Zitronenschale, 50 g Sesamsamen

Alle Zutaten bis auf die Sesamsamen in einer Schüssel gut verrühren, bis ein zähflüssiger Waffelteig entsteht. Den Teig etwa 20 Minuten abgedeckt ruhen lassen. Das Waffeleisen vorheizen, einfetten und vor jedem Backvorgang mit Sesamsamen bestreuen. Pro Waffel eine Schöpfkelle Teig einfüllen und in 5–7 Minuten backen. Frisch und noch warm schmecken sie am besten.

Grüntee-Vanille-Pudding

beliebt • ideal für Kinder • schnell zubereitet

Vermischen Sie einfach Ihr Puddingpulver mit ein bis zwei Eßlöffel feinem Grüntee-Pulver, und bereiten Sie den Pudding nach Vorschrift zu.

Variante
Rühren Sie zwei bis drei Eßlöffel Naturjoghurt unter, bevor der Pudding fest wird. Am besten schmeckt Vanillepudding mit echter Vanille aus dem Naturkostladen.

Grüntee-Parfait

aufwendig • exquisit

Zutaten
Schale von je 1 unbehandelten Zitrone und Orange, 100 g Vollrohrzucker, 1/8 l Wasser, 1/2 Tasse starker Grüner Tee, 2 Eier, 1 Becher Sahne, frische Datteln nach Belieben

Die Zitronen- und Orangenschale mit dem Zucker und dem Wasser in einem Topf vermischen, aufkochen und bei schwacher Temperatur eindicken lassen. Den Topf von der Herdplatte nehmen. Die Masse durch ein Haarsieb streichen und mit dem Grünen Tee und den Eiern verrühren. Diese Mischung in einer Schüssel im warmen Wasserbad mit dem Schneebesen schaumig schlagen. Die Schüssel mit dem Schaum auf ein eiskaltes Wasserbad setzen und weiterschlagen, bis die Creme abgekühlt ist. Die Sahne steif schlagen und bis auf einen kleinen Rest unter die Creme ziehen. Einige frische Datteln kleinschneiden und vorsichtig unterheben. Die Masse in Dessertschalen füllen und etwa 5 Stunden in den Tiefkühlschrank stellen. Mit der restlichen Sahne und den Datteln garnieren und servieren.

Grüntee-Eis

schnell zubereitet • beliebt

Zutaten
10 g Matcha-Grüntee-Pulver, 100 g Zucker, 1 Prise Salz, 1/4 l Milch, 1 Becher Sahne

Das Grüntee-Pulver, den Zucker, das Salz und die Milch gut verrühren. Die Sahne steif schlagen und vorsichtig unterheben. Die Masse in Eisschalen füllen und im Tiefkühlschrank gefrieren lassen.

Grüner Tee in der Hausapotheke

Grüner Tee vereint in sich eine Fülle wertvoller Inhaltsstoffe in natürlicher, gut verwertbarer Form. Regelmäßig getrunken unterstützt er die Gesunderhaltung Ihres Organismus. Bei den verschiedensten kleineren und mittleren Leiden des Alltags erleichtert Grüner Tee die Beschwerden meist sehr schnell und nebenwirkungsfrei.

- Dank seines hohen Gerbstoffgehaltes wirkt er wundheilend auf Haut und Schleimhäute.
- Vitamine, Mineralstoffe und Spurenelemente aktivieren die Stoffwechselfunktionen.
- Alkaloide wirken auf das Nervensystem und die Blutgefäße.
- Flavonoide unterstützen das körpereigene Enzymsystem und haben antiallergische und entzündungshemmende Effekte.

Angesichts dieser Vorzüge eignet sich Grüner Tee auch für Erste-Hilfe-Maßnahmen.

Verdauungsbeschwerden
Bei den verschiedensten Beschwerden des Verdauungstraktes schafft Grüner Tee schnelle Abhilfe.

- Eine Tasse Grüntee hilft bei Sodbrennen, saurem Aufstoßen, Blähungen, Völlegefühl nach schwerem Essen und bei Durchfall.

Teemischung für den nervösen Reizmagen

Je 1 knappen Teelöffel Pfefferminz- und Melissenblätter mit 1/4 Liter kochend heißem Wasser übergießen. Zugedeckt etwa 10 Minuten ziehen lassen, damit sich die ätherischen Öle der Kräuter nicht verflüchtigen. Dann 1 Teelöffel Grünen Tee dazugeben und weitere 5 Minuten warten. Abseihen und den Tee schluckweise trinken.

- Beruhigt die Magennerven und die gereizte Schleimhaut.

Grüner Tee bei Durchfall

Odermennigkraut und Brombeerblätter sind Gerbstoffpflanzen und unterstützen die Wirkung des Grünen Tees. Beide Heilkräuter können Sie sich getrocknet aus der Apotheke besorgen. Je 1 knappen Teelöffel Kräuter mit $^1/_4$ Liter kochendheißem Wasser übergießen. Zugedeckt etwa 10 Minuten ziehen lassen, dann 1 Teelöffel Grüntee dazugeben und weitere 5 Minuten ziehen lassen, abseihen. Den Tee schluckweise trinken. Beim Durchfalltee ist es besonders wichtig, den Tee lange ziehen zu lassen!

Bei Durchfall ist der Flüssigkeits- und Mineralstoffverlust sehr hoch. Für den Ausgleich sorgt Grüner Tee, gleichzeitig zieht sich die Darmschleimhaut zusammen und beruhigt sich.

EXTRATIP

Heilerde oder Kaffeekohle ergänzen die Durchfallbehandlung sinnvoll. Sie saugen im Darm die überschüssige Flüssigkeit auf, binden Durchfallerreger und Reizstoffe an sich. Nehmen Sie mehrmals täglich 1 Teelöffel Heilerde oder Kaffeekohle, orientieren Sie sich dabei an den Dosierungshinweisen auf dem Beipackzettel.

Heilerde hilft gegen Sodbrennen, weil sie überschüssige Magensäure bindet, ohne die Säureproduktion gleich zu unterdrücken. Kaffeekohle ist ein Geheimtip bei Heiserkeit und Stimmverlust.

Entzündungen in Mund und Rachen

Bereiten Sie einen kräftigen, mindestens acht Minuten lang gezogenen Grüntee zu. Durch die lange Ziehdauer ist gewährleistet, daß eine große Menge an Gerbstoffen im Wasser gelöst wird. Auf Trinktemperatur abkühlen lassen und zwei- bis dreimal täglich damit gurgeln oder zum Spülen der Mundhöhle verwenden. Den Tee nicht hinunterschlucken, sondern ausspucken.

Bereits im Mund entfaltet sich die Heilkraft des Grüntees: Er bindet Mundgeruch und eignet sich wunderbar zum Gurgeln und Spülen. Zahnfleischentzündungen, schmerzhafte Aphthen, Hals- und Rachenentzündungen heilen deutlich schneller ab, wenn sofort mit Grünem Tee behandelt wird.

Verletzungen

Oberflächliche Schürfwunden, die Kinder fast täglich mit nach Hause bringen, müssen nicht gleich mit einer starken antibiotischen Salbe behandelt werden. Ein Umschlag oder das Ausspülen und Reinigen mit starkem Grünen Tee erfüllen den gleichen Zweck.

Grüner Tee bekämpft nicht nur Viren und Bakterien an den Wunden, sondern er sorgt auch dafür, daß sich ein gleichmäßiger Schorf bildet, unter dem die Wunde abheilen und sich neue Haut bilden kann.

Ekzeme

Ein Ekzem ist eine akute oder chronische entzündliche Reizung der Oberhaut, die mit Knötchen-, Schuppen- oder Bläschenbildung, Nässen, Rötung und Juckreiz einhergehen kann. Geeignet sind Umschläge, Auflagen und Bäder mit Grünem Tee. Für äußerliche Grüntee-Anwendungen verwenden Sie 3 Eßlöffel Teeblätter auf $^1/_2$ Liter Wasser und lassen den Tee acht bis zehn Minuten ziehen. Natürlich genügt ein billiger

Grüntee völlig, es kommt ja hier nicht auf den Geschmack, sondern auf die wertvollen Inhaltsstoffe an.
Für ein Teil- oder Vollbad setzen Sie dem Badewasser, je nach Wassermenge, $^1/_2$ bis $1^1/_2$ Liter fertigen Tee zu.
Grüner Tee lindert die akuten Beschwerden dank seiner antientzündlichen Wirkung.

Sonnenbrand
Bei Sonnenbrand und leichten Verbrennungen ist Grüner Tee sehr wirksam. Als Getränk füllt er den Flüssigkeitsspiegel des Körpers wieder auf, der bei großer Hitze und nach ausgiebigem Sonnenbad mit reichlich Schweißbildung meist ziemlich niedrig ist, und stabilisiert gleichzeitig den Kreislauf. Äußerlich angewendet kühlt er als Heilmittel für Auflagen, Umschläge oder als Badezusatz die akute Hitze der Haut und lindert die Entzündung. Bei stärkerem Sonnenbrand können Sie aus Grünem Tee und Joghurt oder Quark einen streichfähigen Brei herstellen, den Sie auf ein Baumwolltuch, beispielsweise ein Geschirrtuch, streichen und auflegen. Diese Anwendung hat einen wunderbar kühlenden und regenerierenden Effekt.

Bindehautentzündung
Die Augen freuen sich nach einem anstrengenden Tag im Büro auf eine entspannende und reizlindernde Watteauflage mit Grüntee. Damit können Sie auch gerötete Augen, also leichte Bindehautentzündungen, behandeln, die zum Beispiel durch Wind, Staub, Höhenstrahlung oder andere Reizwirkungen entstanden sind. Einfach einen Wattebausch in kräftigen Grüntee eintauchen, etwas auspressen, auf die geschlossenen Lider legen und einige Minuten lang einwirken lassen. Dies strafft nebenbei auch die Lidhaut.

EXTRATIP

Praktisch ist eine Augenbadewanne aus der Apotheke. Das ist ein kleines Kunststoffgefäß, das sich an die Form des äußeren Auges anpaßt und mit dem Grünem Tee gefüllt wird. Setzen Sie die gefüllte Augenbadewanne möglichst gut abschließend am Auge an. Den Kopf zurücklehnen und das geöffnete Auge mit dem Tee spülen. Natürlich darf der Grüne Tee für diese Anwendung nur mehr lauwarm sein. Außerdem müssen Sie die Teeblätter etwa eine Minute mit dem Wasser (1 Teelöffel auf 1/4 Wasser) mitkochen, damit die Bakterien zerstört werden und nicht ins Auge gelangen.

Kopfschmerzen

Die Ursachen für Kopfschmerzen und Migräne können natürlich sehr vielschichtig sein und sollten besonders bei chronischen und immer wiederkehrenden Schmerzen unbedingt herausgefunden werden. Gegen eine nebenwirkungsfreie Erste-Hilfe-Maßnahme mit Grünem Tee und Zitronensaft spricht aber sicherlich nichts.

Kopfschmerzen und leichtere Migräneanfälle verschwinden rasch, wenn Sie bei den ersten Anzeichen eine Tasse kräftigen Grüntee mit Zitrone trinken. Eine Mischung aus jeweils gleichen Teilen Grün- und Pfefferminztee ist ebenfalls hilfreich.

Grüntee-Kosmetik

Grüner Tee strafft und festigt dank seines Gerbstoffgehaltes die Haut und läßt sie jünger aussehen. Entzündungshemmende Substanzen beschleunigen das Abheilen von Pickeln, Pusteln und verschiedenen Hautreizungen. Grüner Tee spendet der Haut Feuchtigkeit, neutralisiert schädliche Radikale, die die Hautalterung beschleunigen, und reguliert den Säureschutz-

mantel der Haut. Dadurch wird Ihre Haut auch unempfindlicher gegen bakterielle Infektionen.
Mit einigen Zutaten, die Sie in Apotheken und Naturkostläden mit Kosmetikabteilung bekommen, können Sie sich ohne großen Aufwand Cremes und Lotionen selbst herstellen.
Selbstgemachte Kosmetik enthält keine Konservierungs- und sonstigen Zusatzstoffe. Allerdings ist dadurch die Haltbarkeit begrenzt. Stellen Sie deshalb immer nur kleine Mengen Creme oder Lotion her, und bewahren Sie die Kosmetika im Kühlschrank auf. Keinesfalls mehr verwenden, wenn Sie einen leicht ranzigen Geruch wahrnehmen.

WICHTIG

Lanolin wird bei allen Rezepten verwendet. Es wird aus dem sorgfältig gereinigten Fett der Schafwolle hergestellt. Es ähnelt dem Fett der menschlichen Haut und hat pflegende Eigenschaften. Lanolin anhydricum ist entwässertes Lanolin, so daß es den Grünen Tee mit seinen Heil- und Pflegestoffen gut aufnehmen kann.

Mandelöl-Grüntee-Nährcreme

für normale und trockene Haut

Sie benötigen:
5 g Bienenwachs
15 g Lanolin anhydricum (etwa 3 Teelöffel)
40 g süßes Mandelöl
40 ml Grünen Tee (etwa 4 Eßlöffel)
2 Tropfen Rosenöl

Das Bienenwachs und das Lanolin in einem kleinen Topf im Wasserbad schmelzen. Das Mandelöl zugeben und unter Rühren auf 60° C erwärmen. Den Grüntee zugeben und alles mit dem Handmixer oder einem kleinen Schneebesen gründlich verrühren. Sobald die Creme nur noch leicht warm ist, das Rosenöl untermischen. So lange rühren, bis die Creme kalt ist. Die Creme in einem Cremetiegel abfüllen und kaltstellen.

Grüntee-Thymian-Creme

für fettige und unreine Haut

Sie benötigen:
5 g Bienenwachs
15 g Lanolin anhydricum (etwa 3 Teelöffel)
40 g Traubenkernöl
40 ml Grünen Tee (etwa 4 Eßlöffel)
2 Tropfen Thymianöl

Das Bienenwachs und das Lanolin in einem Topf im Wasserbad schmelzen. Das Traubenkernöl zugeben und unter Rühren auf 60° C erwärmen. Den Grüntee hinzufügen. Alles mit dem Handmixer verrühren. Sobald die Creme nur noch leicht warm ist, das Thymianöl untermischen. Rühren, bis die Creme kalt ist, dann abfüllen.
Traubenkernöl ist zwar relativ teuer, aber für die Pflege stark fettender Haut gut geeignet, weil es einen hohen Gehalt an ungesättigten Fettsäuren hat. Ätherisches Thymianöl unterstützt die Pflegewirkung des Grüntees und ist stark keimhemmend. Deshalb ist diese Zubereitung auch eine gute Pflegecreme bei Akne-Problemen in der Pubertät.

Gurken-Grüntee-Frischcreme

straffend • reinigend • erfrischend

Auf Basis der beschriebenen Cremes können Sie mit einfachen Mitteln eine Reinigungscreme für Gesicht, Hals und Dekolleté herstellen. Da diese Creme nicht haltbar ist, muß sie jedesmal, also zwei bis dreimal in der Woche, frisch zubereitet werden. Besorgen Sie sich eine Schlangengurke aus biologischem Anbau. Die Gurke waschen und drei ungeschälte Gurkenscheiben pürieren. Einen Teelöffel von der – je nach Hauttyp – am besten passenden Grüntee-Creme und einen Spritzer Apfelessig unterrühren. Die Gurken-Grüntee-Frischcreme dick auftragen, fünfzehn bis dreißig Minuten einwirken lassen, dann mit lauwarmem Wasser abwaschen.

Grüntee-Lotion

kühlend • vorbeugend

Aus 1 Eßlöffel Grünem Tee und 1 Tasse Wasser einen sehr starken Tee zubereiten. Die gleiche Menge Buttermilch untermischen. Diese Lotion hilft ausgezeichnet nach einem Sonnenbad oder beugt Sonnenbrand vor.

Gesundheitspraxis Grüner Tee

Das westliche Gesundheitssystem baut auf einem gänzlich anderen Ansatz auf als die Traditionelle Chinesische Medizin. Im chinesischen Mutterland des Grünen Tees war früher derjenige Arzt am angesehensten, in dessen Bezirk die wenigsten Krankheitsfälle auftraten, nicht der mit den meisten Patienten. Sie haben, wie jeder Mensch, Ihre individuellen Krankheitsveranlagungen, Erbanlagen und Besonderheiten des Stoffwechsels. Wird Ihre Individualität beachtet und versorgt Sie Ihr Behandler mit allgemeingültigen, aber auch mit besonders für Sie zutreffenden Empfehlungen zur Ernährung und allgemeinen Lebensweise, dann ist die Chance groß, daß Sie lange und gesund leben, so gut es Ihre Veranlagungen eben zulassen. Wenn erforderlich, kann Ihnen Ihr Arzt oder Heilpraktiker ein geeignetes Naturheilmittel oder eine homöopathische Arznei schon vorbeugend geben, um Gesundheitsstörungen möglichst zu vermeiden. Zum Glück beschäftigen sich immer mehr Menschen mit gesunder Lebensweise und natürlicher Medizin, um das Wohlbefinden in allen Lebensabschnitten zu erhalten. Denn die Folgen eines ungesunden Lebens kann keiner ausgleichen.
Im Sinne der Gesundheitsvorsorge kann Grüner Tee sehr viel bewirken. Im akuten Krankheitsfall hat er eine gewisse Daseinsberechtigung, aber seine Stärke liegt bei regelmäßigem Konsum in der Gesunderhaltung und der Vorbeugung von Krankheiten. Welche Wirkung Grüner Tee entfalten kann, entnehmen Sie der folgenden Tabelle.

Die wichtigsten Heileigenschaften auf einen Blick

INHALTSSTOFFE	HEILEIGENSCHAFTEN
Katechine (Hauptbestandteile des Tees)	– reduzieren das Krebsrisiko – reduzieren die Mutationsrate von Zellen – hemmen das Tumorwachstum – wirken als Radikalenfänger und Antioxidantien – senken den Cholesterinspiegel – bremsen den Blutdruckanstieg – regulieren den Blutzuckerspiegel – hemmen und vernichten Bakterien und verschiedene Viren und Pilze – regulieren die Darmflora – verhindern die Kariesbildung – wirken zusammenziehend
Koffein	– wirkt im Grüntee sanft anregend – fördert die Harnausscheidung
Vitamin C	– stärkt das Immunsystem – ist ein wirksames Antioxidans – wirkt antibakteriell
Vitamin B-Komplex	– hat zahlreiche Aufgaben im Kohlenhydratstoffwechsel – enthält wichtige Nervenvitamine – enthält wichtige Hautvitamine – ist wichtig für die Blutbildung
Beta-Carotin (Provitamin A)	– ist ein Wachstumsstoff – ist wichtig für die Fortpflanzung – ist bedeutend für die Sehkraft
Flavonoide	– stärken die Gefäßwände – sind durchblutungssteigernd – haben umfangreiche Schutzwirkungen im Stoffwechsel – sind entzündungshemmend – sind antiallergisch – sind antimikrobiell – senken Blutzucker – senken Blutdruck – senken Cholesterinspiegel – sind abwehrsteigernd

INHALTSSTOFFE	HEILEIGENSCHAFTEN
Fluor	– bewirkt Kariesprophylaxe
Vitamin E	– ist ein wirksames Antioxidans – ist wertvoll in der Rheumatherapie – hat eine Schutzwirkung gegen Krebs – wirkt der Zellalterung entgegen – ist ein Zellaktivator

Grüner Tee für besondere Anlässe

… in der Schwangerschaft

In Schwangerschaft und Stillzeit besteht für Mutter und Kind ein erhöhter Bedarf an Vitaminen und vielen Mineralstoffen. Die werdende Mutter muß zwar deshalb nicht »für zwei« essen, aber sie muß dem entstehenden Leben genügend Vitalstoffe zur Verfügung stellen, damit sich das Kind gut und gesund entwickeln kann. Bei vitalstoffarmer Ernährung kann es durchaus zu Mangelerscheinungen bei der Mutter kommen, da sowohl in der Phase der Organentwicklung während der ersten drei Schwangerschaftsmonate als auch in der folgenden Wachstumsphase das ungeborene Kind vorrangig vor dem mütterlichen Organismus mit Vitalstoffen versorgt wird. Bei sehr einseitiger Ernährung oder Genußmittelmißbrauch der Mutter wird selbst das Kind nicht mehr ausreichend versorgt. Neben einer gesunden, abwechslungsreichen Ernährung kann Grüner Tee zur Versorgung mit Vitalstoffen beitragen.

Grüner Tee liefert die in der Schwangerschaft besonders wichtigen Vitamine B_1, B_2, B_6 und B_{12}, C, D, K, Niacin und Folsäure sowie die Mineral- und Spurenstoffe Zink, Kalzium, Magnesium, Eisen, Phosphor und Jod. Er ist viel verträglicher als Schwarztee oder Kaffee und belastet den Organismus nicht. Sie haben außerdem die Möglichkeit, eine koffeinarme Sorte, zum Beispiel Bancha, Honjicha oder Lu Shan Wu, zu wählen und den ersten koffeinreicheren, kurzen Aufguß wegzuschütten.

Sicherlich wird es Ihnen guttun, gerade in der Schwangerschaft den Tee in ruhiger und entspannender Atmosphäre zu genießen. Von einer ausgeglichenen Stimmungslage der Mutter profitieren sowohl Mutter als auch Kind.

… für Kinder

Grüner Tee enthält Koffein. Das ist zwar ein Grund, ihn nicht zum Hauptgetränk Ihres Kindes zu machen. Sein Gesundheitswert ist dennoch größer als der von zuckerhaltigen Limonaden. Grüner Tee ist deshalb durchaus empfehlenswert. Ein bis zwei Tassen Tee pro Tag stellen kein gesundheitliches Problem dar und können den Kindern über die Schulzeit und die Hausaufgaben hinweghelfen, wenn Sie koffeinarme Sorten wählen. Kinder sollten den Grünen Tee in erster Linie morgens und mittags, nicht mehr am Abend trinken.

... für Sportler

Wer viel Sport treibt oder bei schwerer körperlicher Arbeit viel schwitzt, verliert über den Schweiß große Mengen an Mineralstoffen und natürlich an Flüssigkeit. Mit Grünem Tee können Sie Ihre Mineralstoffdepots wieder auffüllen und gleichzeitig den Wasserhaushalt des Körpers regulieren.

Wenn Sie nach dem Sport Ihre Muskelzellen schnell wieder mit Energie und Mineralien versorgen wollen, können Sie dem Grünen Tee einen Teelöffel Honig, eine Prise Salz und etwas Zitronensaft zusetzen.
Diese Mischung schmeckt zwar nicht mehr so, wie sich ein Teefreund sein Getränk vorstellt, aber es erfüllt seinen Zweck als Power- und Ausgleichstrunk. Grüner Tee wirkt basisch und kann deshalb die Säure in Blut und Gewebe puffern und zur Ausscheidung bringen. Nach körperlicher Anstrengung steigt der Säurespiegel im Blut an, wenn basisch entgegengewirkt wird, kann der Übersäuerung und einem Muskelkater vorgebeugt werden.

... im Alter

Mit zunehmendem Alter verlangsamen sich die Stoffwechselprozesse, und die Krankheitsneigung nimmt zu. Mineralstoffe und Vitamine aus der Nahrung können nicht mehr so gut wie früher aufgenommen werden. Verbunden mit möglicherweise einseitigen Ernährungsgewohnheiten wird die Versorgung mit Vitalstoffen etwas knapp. Bei älteren Menschen wird die Flüssigkeit nicht mehr so gut im Gewebe und in den Körperzellen gebunden, so daß die Schlackenablagerungen gefördert und der Alterungsprozeß der Zellen beschleunigt werden.

Grüner Tee versorgt den Organismus mit wertvollen Vitaminen, Mineralstoffen und, wenn er mehrmals täglich getrunken wird, mit genügend Flüssigkeit. Er verbessert den Stoffwechsel und schützt die Zellen vor freien Radikalen und anderen Einflüssen, die die Alterung beschleunigen. Mit Grünem Tee können Sie das Älterwerden nicht aufhalten, aber doch einigen Beschwerden wirkungsvoll vorbeugen und sich Vitalität und Lebensqualität länger erhalten.
Stellen Sie Ihre Trinkgewohnheiten um, und trinken Sie regelmäßig Grünen Tee. Je nach Ihrer persönlichen Verfassung greifen Sie eher zu koffeinarmen Sorten. Oder trinken Sie nur den zweiten oder dritten Aufguß, der koffeinärmer ist. Bei guter Verträglichkeit spricht aber nichts gegen eine andere Grünteesorte, die Ihnen schmeckt.

Vorbeugen und Heilen mit Grünem Tee

Japan exportiert nur einen kleinen Teil seiner Grüntee-Produktion. Der Löwenanteil wird im eigenen Land verbraucht. Dabei haben die Japaner mit 82 Jahren für Männer und 76 Jahren für Frauen die weltweit höchste Lebenserwartung. Die Wahrscheinlichkeit, an Krebs zu erkranken und daran zu sterben, liegt in traditionellen Teeanbaugebieten, wo sehr viel Grüner Tee getrunken wird, deutlich unter derjenigen in anderen Gebieten. Das hat eine Studie der Universität von Shizuoka deutlich gezeigt. Es läßt sich schwer nachweisen, welche der vielen Inhaltsstoffe des Tees genau dafür verantwortlich sind, aber ein gewisser gesundheitsfördernder Zusammenhang besteht sicherlich.

Grüner Tee – wirksam gegen freie Radikale

Freie Radikale können Ihre Gesundheit beeinträchtigen. Freie Radikale sind Stoffwechselprodukte, die überall dort in Ihrem Organismus entstehen, wo chemische Reaktionen mit Sauerstoff stattfinden. Da über das Blut Sauerstoff in jeden entlegenen Winkel Ihres Körpers gelangt und verstoffwechselt wird, gibt es praktisch in jeder einzelnen Zelle freie Radikale. Es handelt sich dabei um aggressive, giftige Sauerstoffarten (Hydroxylradikale oder Superoxidanionradikale), die Ihre Gesundheit beeinträchtigen können.
Ohne Sauerstoff ist das Leben nicht möglich. Der Mensch ist in der Lage, sich mit dem Sauerstoff zu arrangieren und ihn gewinnbringend in seinen Stoffwechsel einzubauen. Gegen die aggressive Eigenschaft des Sauerstoffes, sich durch Oxidation überall »einzumischen«, sind aufwendige enzymatische und nichtenzymatische Schutzmechanismen entstanden, die die Bildung der freien Sauerstoffradikale eindämmen. Schädliche Umwelteinflüsse, Abgase, Smog, Ozon, übermäßige Sonneneinstrahlung, Genußgifte und Streß verstärken die Entstehung dieser freien Radikale im Körper.
Einige Substanzen, sogenannte Radikalenfänger oder Antioxidantien, die Sie mit der Nahrung aufnehmen, können freie Radikale neutralisieren oder die menschlichen Zellen widerstandsfähiger gegen deren Wirkung machen.
Die wichtigsten Schutzstoffe gegen freie Radikale sind Vitamin C, Vitamin E, Beta-Carotin und die Spurenelemente Selen und Zink. Diese Stoffe sind alle reichlich in Grünem Tee enthalten. Wissenschaftliche Untersuchungen haben sogar ergeben, daß die antioxidative Gesamtwirkung des Grüntees rund zwanzigmal stärker ist als die von Vitamin E, einem kraftvollen Antioxidans.
Wenn Sie täglich Radikalenfänger in Form von Gemüse, Salat

und Obst essen sowie regelmäßig Grünen Tee trinken, bleiben Sie gesund, und der Alterungsprozeß verlangsamt sich.

Täglich mindestens 200 g Gemüse, 250 g Obst und 75 g Salat zu essen ist die beste Gesundheitsvorsorge, die Sie leicht selbst in die Hand nehmen können.

Lebewesen, die einen sehr hohen Sauerstoffumsatz pro Kilogramm Körpergewicht haben und dadurch auch einer hohen Radikalenbelastung ausgesetzt sind, altern schneller und sterben früher als Lebewesen mit niedrigem Sauerstoffumsatz. Freie Radikale sind mit Sicherheit ein wesentlicher Alterungsfaktor, wenn auch nicht der einzige. Sie schädigen besonders die Nukleinsäuren der Mitochondrien, das sind die Kraftwerke der Zellen. Dadurch ergibt sich mit zunehmendem Alter eine steigende Zahl von Zellen mit gestörtem Energieumsatz. Das begrenzt die Lebensspanne besonders im Bereich hochaktiver Organe wie Herz, Gehirn und Leber. Freie Radikale sind wesentlich an der Entstehung degenerativer Erkrankungen beteiligt. Das sind Erkrankungen, die mit Entartung und Funktionsverlust eines Gewebes oder Organes einhergehen oder dadurch hervorgerufen werden. Das Spektrum der oxidativ geförderten Leiden reicht von Herz-Kreislauf-Erkrankungen über Herzinfarkt und Schlaganfall bis hin zu Gedächtnisschwäche, Demenz und Krebs. Es gibt Hinweise, daß Patienten mit Morbus Parkinson oder Alzheimer eine verminderte Kapazität haben, oxidative Schäden der Nervenzellen zu reparieren. Ein Mangel an antioxidativ wirksamen Substanzen scheint ein Risikofaktor für vorzeitiges Altern und verschiedenste Erkrankungen und Zellentartungen zu sein.

So wirkt er

Grüner Tee enthält hochwirksame Antioxidantien in biologisch gut verwertbarer Form. Möglicherweise ist dies eine Erklärung für die hohe Lebenserwartung und die niedrige Krebsrate in Ländern mit traditionell hohem Grüntee-Konsum.

Infektionen, Immunschwäche und Allergien

Das Immunsystem ist die Polizei des Körpers. Es sorgt dafür, daß keine Fremdstoffe oder sonstige Eindringlinge den Organismus schädigen können. Das Abwehrsystem leistet dabei Schwerarbeit. Jeder Bissen oder Schluck, der gegessen oder getrunken wird, muß kontrolliert und analysiert werden, und jeder Atemzug bringt eine Menge an kleinsten Schwebeteilchen, Viren und Bakterien in den Körper. Selbst in den Organen wacht das Immunsystem darüber, daß keine Stoffwechselgifte oder mißratene Zellen Schaden anrichten können. Funktioniert das Immunsystem einwandfrei, dann wird Ihr Körper mit harmlosen und mit schädlichen Bakterien oder Viren durchaus fertig.

Abwehrkräfte stärken

Grüner Tee enthält eine Reihe wertvoller Wirkstoffe, die Ihr Immunsystem bei der Arbeit unterstützen und fördern. Hervorzuheben sind die Vitamine, Mineralstoffe und die Flavonoide. Die Bioflavonoide im Grünen Tee haben Vitamin-C-ähnliche Eigenschaften und unterstützen das Vitamin C bei seinen verschiedenen Funktionen. Dadurch kann bei guter Flavonoid- und Vitamin-Versorgung das Vitamin C verstärkt abwehrsteigernde Aufgaben wahrnehmen.
Die Katechine und besonders das EGCG besitzen Eigenschaften, die Bakterien und Viren hemmen. Japanische Untersu-

chungen aus den Jahren 1993 und 1994 konnten zeigen, daß EGCG die Ansteckungskraft von Grippeviren absenkt und das Enzym »Reverse Transkriptase« des AIDS-Virus hemmt. Ob sich daraus für die Aids-Forschung eine wirklich bedeutende Erkenntnis ableiten läßt, ist noch offen, aber es zeigt zumindest, daß Naturstoffe auch bei dieser Krankheit Einfluß nehmen können. 1991 wurde nachgewiesen, daß Schwarzer und Grüner Tee verschiedene Durchfallerreger hemmen und sogar das Gift des Cholerabazillus neutralisieren können.

So wirkt er

Trinken Sie deshalb zur Vorbeugung Grünen Tee in der Erkältungszeit. Wenn die lästigen Grippesymptome bereits da sind, sollten Sie wenigstens vier Tassen Grüntee täglich, wahlweise mit Zitrone und etwas Honig trinken. Ungesüßt taugt der Tee ausgezeichnet zum Gurgeln bei Halsschmerzen und eitrigen Mandeln. Die Behandlung von Durchfällen unterstützen Sie ebenfalls mit ungesüßtem Grünen Tee.

Allergien behandeln

Eine Allergie ist die Überempfindlichkeit des Abwehrsystems auf bestimmte Nahrungsmittel, Blütenpollen, Staub, Tierhaare oder beliebige andere Substanzen, mit denen Sie täglich in Berührung kommen. Betroffene können gegen einige wenige oder gegen viele Stoffe allergisch sein. Manchmal treten die Allergiesymptome sofort nach Kontakt mit dem Allergen auf, manchmal erst nach Stunden oder Tagen. Typische Zeichen sind: Tränen der Augen, Sekretfluß aus der Nase, Rötung und Jucken von Haut oder Schleimhaut sowie Bläschenbildung.
Die Stärke einer allergischen Reaktion oder die Neigung zur Allergiebildung hängen von sehr vielen Faktoren ab. Streß und psychische Belastung können zu Fehlfunktionen des Immunsystems führen.

Aber auch ein gesunder Darm spielt eine bedeutende Rolle in der Allergiebehandlung. 60 bis 70 Prozent des sogenannten lymphatischen Abwehrgewebes des Körpers hat seinen Sitz im Darm. Ein kranker, mit falschen Keimen besiedelter Darm schützt dieses Gewebe nicht mehr vor den pausenlosen Angriffen von Keimen und allergieerzeugenden Stoffen. Das Abwehrsystem erschöpft sich, und es entstehen allergische Fehlreaktionen. Mit Grünem Tee kann die Behandlung von Allergien sehr gut unterstützt werden. Denn ein intakter Darm bewahrt das Immunsystem vor Allergenen.
Eine wesentliche Ursache für die stetige Zunahme der allergischen Erkrankungen ist die Überforderung unseres Immunsystems durch ständig neue Reizstoffe und die Denaturierung der Nahrung. Der menschliche Organismus hat sich im Laufe der Jahrmillionen seiner Entwicklung immer wieder an sich ändernde Lebensbedingungen anpassen müssen, aber noch nie wurde er so wie in den letzten Jahrzehnten durch Tausende von neuen Chemikalien und mannigfachen Zusatzstoffen in industriell hergestellten Nahrungsmitteln gefordert. Deshalb hat der Grüne Tee als naturbelassenes, echtes Lebensmittel eine besondere Bedeutung für unsere Ernährung.

So wirkt er

Grüner Tee harmonisiert auf psychischer Ebene und reguliert das Abwehrsystem, so daß allergische Reaktionen vermindert werden. Als naturbelassenes, vitalstoffreiches Lebensmittel sollte der Grüne Tee fester Bestandteil in Ihrem Ernährungsprogramm sein. Er hat eine pflegende und regulierende Wirkung auf die Darmschleimhaut und die Darmkeime.

Das unterstützt

Grundsätzlich ist eine erfolgreiche Allergiebehandlung nicht ohne Umstellung auf eine frischkostreiche, natürliche Ernährungsweise möglich. Homöopathie, Eigenbluttherapie, Pflanzenheilkunde und andere Methoden bauen auf einer natürlichen Lebensführung auf.

Pilzinfektionen

Grüner Tee wirkt der Übersäuerung des Gewebes entgegen, die eine wichtige Ursache für die Entwicklung von Pilzkulturen im Darm und auf der Haut darstellt. Waschungen sowie Ganz- und Teilbäder sind eine sinnvolle Maßnahme bei Pilzinfektionen der Haut oder der Geschlechtsorgane.

So wird Grüner Tee angewendet

Sitzbäder bei Pilzinfektionen der Scheide:
Je 3 Eßlöffel billigen Grüntee und Lapachotee mit 1 Liter heißem Wasser aufgießen, gut 10 Minuten ziehen lassen und abseihen. Die Badewanne oder eine spezielle Sitzbadewanne mit Wasser füllen, den kräftigen Tee dazugeben. Das Sitzbad täglich etwa 20 Minuten lang durchführen.

So wirkt er

Die südamerikanische Lapachorinde und der asiatische Grüntee vereinen in sich eine starke Wirksamkeit gegen Pilzinfektionen. Die Saponine und Katechine im Grünen Tee haben eine pilzhemmende Wirkung.

Das unterstützt

Fünf bis zehn Tropfen Grapefruitkern-Extrakt können Sie dem Bad noch zusetzen. Grapefruitkernextrakt ist ein starkes, natürliches Antipilzmittel.

Herz- Kreislauf-Erkrankungen

Durch seine regulierenden Eigenschaften ist Grüner Tee ein gutes, natürliches Vorbeugungsmittel gegen Gefäßerkrankungen, Herzschwäche, Herzinfarkt und Gehirnschlag. Bedenken Sie auch, daß diese Krankheiten durch Ernährung und Lebenswandel wesentlich in ihrer Entwicklung gefördert werden und Grüner Tee das Überdenken und gegebenenfalls Ändern mancher Gewohnheiten nicht ersetzen kann.

Bluthochdruck oder Hypertonie

Für alle Altersgruppen gilt, daß Blutdruckwerte von über 150/95 mmHg behandlungsbedürftig sind. Hoher Blutdruck schädigt die Blutgefäße, das Herz, die Nieren und das Zentrale Nervensystem. Unbehandelt kann er unter anderem zu Herzinfarkt und Gehirnschlag führen. Risikofaktoren für hohen Blutdruck sind eine zu fett-, eiweiß-, salz- und säurereiche Ernährung, Streß und Bewegungsmangel. Auch Arteriosklerose, Nierenerkrankungen, Lungenleiden und Störungen im Hormonsystem können eine Hypertonie auslösen.

So wirkt er

Grüner Tee senkt das Risiko eines gefäßbedingten Bluthochdruckes bei erhöhtem Cholesterinspiegel. Die Katechine des Grünen Tees wirken aber noch günstig auf ein anderes System, das den Blutdruck reguliert: den Renin-Angiotensin-Mechanismus. Bei diesem, wesentlich durch Druckfühler in den Nieren gesteuerten Mechanismus wird über mehrere Stufen das unwirksame Angiotensinogen im Blut über Angiotensin I in Angiotensin II umgewandelt. Dieses Angiotensin II ist eine der stärksten Substanzen des Organismus, die direkt zusam-

menziehend auf die arteriellen Blutgefäße wirkt. Das Zusammenziehen der Gefäße bewirkt einen Blutdruckanstieg.
Ein japanisches Forscherteam konnte schon 1987 nachweisen, daß die Grüntee-Katechine das ACE-Enzym hemmen, das für die Umwandlung der Vorstufe Angiotensin I zu Angiotensin II notwendig ist. Dadurch kann der Anstieg des Blutdruckes begrenzt und vielleicht sogar verhindert werden, wenn eine gesunde Lebensweise eingehalten wird.
Mehrere Forschungsarbeiten und die Erfahrungen aus Japan und China bestätigen, daß Grüner Tee erhöhten Blutdruck günstig beeinflussen kann. Die Menge von etwa zehn Tassen Grünem Tee pro Tag ist in der Lage, einen bestehenden Hochdruck abzusenken. Eine geringere Menge, über mehrere Jahre genossen, hat sicherlich sehr gute, vorbeugende Effekte, damit es erst gar nicht zum behandlungsbedürftigen Bluthochdruck kommt.

Das unterstützt

Atemtherapie, Akupunktur und Pflanzenheilkunde eignen sich, um eine Hochdruckbehandlung zu unterstützen. Weitere Heilpflanzen mit antihypertoner Wirkung sind Mistel, Knoblauch, Bärlauch, Weißdorn, Gartenraute und die rezeptpflichtige Schlangenwurz. Sprechen Sie mit Ihrem Arzt oder Heilpraktiker darüber.

Arteriosklerose, Herzinfarkt

Die Arteriosklerose oder Arterienverkalkung ist eine schleichende Erkrankung der Blutgefäße. Sie kann alle Arterien des Körpers gleichzeitig befallen oder auch nur die Hauptschlagader. Es können ebenso einzelne Organe wie Herz, Nieren und Gehirn betroffen sein. Die Gefäßverhärtung und Verengung können auch besonders die Arme oder Beine in Mitleidenschaft ziehen. Folgen einer fortschreitenden Arteriosklerose sind schwere Nierenschäden, Herz- und Hirninfarkte, chronische Degenerationsprozesse von Gliedmaßen und lebensbedrohlicher Bluthochdruck. Der Beginn einer Gefäßverkalkung liegt in einer Schädigung der Gefäßwand. In diesem Zusammenhang wird in neuerer Zeit die Beteiligung von Bakterien diskutiert. An solchen Gefäßwand-Läsionen können sich Ablagerungen, sogenannte arteriosklerotische Plaques, ansammeln, die den Durchmesser des Gefäßes verringern und seine Elastizität beeinträchtigen. Die Ablagerungen bestehen im wesentlichen aus Cholesterin, Fettsäuren und im fortgeschrittenen Stadium auch aus Kalk. Solche Plaques können den Blutfluß soweit hemmen, daß es zum Beispiel zu Herzinfarkt oder Gehirnschlag kommen kann.

So wirkt er

Die heilsame Wirkung des Grünen Tees setzt an der Hauptursache der Arteriosklerose an, nämlich dem erhöhten Cholesterinspiegel. Grüner Tee senkt den Gesamtcholesterinspiegel und normalisiert das Mengenverhältnis der Cholesterinarten. Durch die Normalisierung des Cholesterins senkt Grüner Tee das Arteriosklerose-Risiko erheblich. Cholesterin ist an sich nicht schlecht, solange es in der richtigen Menge und Zusammensetzung im Organismus vorliegt.

Vitamin B_2, Vitamin K und Bioflavonoide halten außerdem die Gefäßwände geschmeidig und bremsen somit Ablagerungen und Durchblutungsstörungen. Bioflavonoide sind auch ausgezeichnete Venenmittel, die die Gefäßwände stärken und Entzündungen entgegenwirken.

Gerbstoffe, Saponine und Bioflavonoide im Grünen Tee helfen also auch bei Venenschwäche sowie der Behandlung und zur Vorbeugung von Venenentzündungen.

Schlaganfall

Eine auf fünfzehn Jahre angelegte Langzeitstudie an über 550 Männern in Holland kam 1996 zu dem Schluß, daß der regelmäßige Genuß von Schwarzem Tee das Schlaganfall-Risiko reduziert. Die Wissenschaftler machen dafür die Flavonoide verantwortlich, die reichlich in Schwarzem und Grünem Tee zu finden sind. Die genannte Studie wurde mit Schwarztee durchgeführt. Da bei der Fermentation der Teeblätter auch Flavonoide chemisch verändert werden, enthält Grüner Tee mehr von diesen wertvollen Stoffen als Schwarztee. Deshalb ist es durchaus legitim, die Ergebnisse der Studie auf Grünen Tee zu übertragen und sogar anzunehmen, daß dieser einen noch höheren Schutzwert hat. Eine neuere Studie der University of Wisconsin Medical School, USA, bestätigt die Aussagen der holländischen Forscher. Sie belegt, daß die Flavonoide das Verkleben der für die Blutgerinnung zuständigen Blutplättchen verhindern und so die Entstehung von Thrombosen, also Gefäßverschlüssen, vermeiden. Thrombosen sind in vier von fünf Fällen der Grund für einen Schlaganfall.

Bei einem Konsum von nur fünf Tassen Tee pro Tag über mehrere Jahre sinkt das Schlaganfall-Risiko um über 70 Prozent!
Die antioxidative Wirkung der Katechine und Flavonoide schützt die Gefäßwände vor Angriffen der aggressiven Sauerstoffradikale und verstärkt somit den Schutz vor schädlichen Ablagerungen.

Durchblutungsstörungen

Bereits in jungen Jahren können Durchblutungsstörungen zu einem Problem werden. Beginnen Sie deshalb so früh wie möglich mit der Vorbeugung oder Behandlung. Sinnvolle Maßnahmen zur Verbesserung der Durchblutung sind:

- überwiegend pflanzliche Vollwertkost
- Einschränkung von Genußmitteln (Tabak, Kaffee, Alkohol)
- regelmäßige Bewegung und Sport
- Trockenbürsten der Haut nach jedem Duschen oder Baden
- Wechselduschen mit kaltem und warmem Wasser, das heißt, immer zuerst warm und dann kalt abduschen, bei den Beinen beginnen, dann die Arme, schließlich der Rumpf
- täglich Grünen Tee trinken

Magen-Darm-Beschwerden

Der Verdauungstrakt spielt in der Therapie naturheilkundlich orientierter Behandler eine zentrale Rolle. Magen und Darm sind dafür verantwortlich, daß unser Körper ausreichend mit Energie und Vitalstoffen versorgt wird, daß Giftstoffe ausgeschieden werden können, daß das Säure-Basen-Verhältnis reguliert wird und unser Abwehrsystem zufriedenstellend funktioniert. Der Ausspruch eines erfahrenen Naturarztes – »Der Tod liegt im Darm« – unterstreicht die Bedeutung eines funktionierenden Verdauungssystems eindrucksvoll. In Ländern mit einfacher, ballaststoffreicher Kost liegt beispielsweise die Häufigkeit der tödlichen Fälle von Dickdarmkrebs deutlich unter der in den überernährten Industrieländern.
Sowohl Ihr Eßverhalten als auch Ihre Magen- und Darmgesundheit gehen Hand in Hand mit Ihrem seelisch-psychischen

Wohlbefinden. Seelische Probleme wie Vereinsamung, Liebesentzug, Aggressionen, Minderwertigkeitsgefühl, Versagensängste, Abhängigkeiten drücken sich sehr oft in Eßstörungen aus, die von krankhafter Magersucht bis zum Gegenteil, der unkontrollierbaren Eßsucht, reichen.
Verdauungsschwäche ist ein gesundheitliches Problem, welches sich mit Blähungen, Völlegefühl, Verstopfung oder zu weichem und übelriechendem Stuhlgang, Gallen- und Magenschmerzen bemerkbar macht. Grüner Tee vor und ein wenig Bewegung nach dem Essen sind die beste natürliche Medizin, um die Verdauung zu regulieren. Wenn Sie den Grünen Tee fünf Minuten und länger ziehen lassen, wird er etwas bitterer. Diese Bitterstoffe sind eine wirksame Medizin für Ihr Wohlbefinden. Sie regen die Geschmacksknospen auf Ihrer Zunge und die Riechfähigkeit der Nase an, so daß Sie mit der Zeit die verschiedensten feinen Geschmacksnuancen erspüren können, die natürliche Nahrungsmittel zu etwas Besonderem machen. Zuviel Zucker überdeckt dieses Geschmacksvermögen und beraubt Sie dieser wertvollen Fähigkeit.
Grüner Tee ist keineswegs in der Lage, bei schwerwiegenden und tiefgreifenden körperlichen und seelischen Problemen die Hilfe eines erfahrenen Therapeuten zu ersetzen. Er entfaltet aber im Alltag durch seinen anregenden und ausgleichenden Effekt, die verdauungsfördernden Bitterstoffe, die entzündungshemmenden und antibakteriellen Gerbstoffe und Saponine sowie zahlreiche Vitalstoffe bei leichteren Beschwerden seine positive Wirkung. Durch regelmäßigen Genuß vermag er die Verdauungsleistung zu verbessern und dadurch Ihr Wohlbefinden zu steigern.

Appetitlosigkeit

An Appetitlosigkeit oder Appetitstörungen leiden Sie, wenn Ihnen das Essen keine Freude mehr bereitet, der natürliche Hungerreiz fehlt oder Sie nur wenig und widerwillig Nahrung zu sich nehmen.
Die Bitterstoffe, die der Grüne Tee entfaltet, vor allem, wenn Sie die Teeblätter fünf Minuten und länger ziehen lassen, spielen bei Appetitstörungen eine große biologische Rolle. Bitterstoffe regen schon beim ersten Kontakt mit der Mundschleimhaut über Nervenbahnen das Appetitzentrum im Gehirn und vor allem die Zellen im Magen an, die für die Produktion von Verdauungssäften zuständig sind. Wenn Sie also etwa eine halbe Stunde vor dem Mittag- oder Abendessen eine Tasse Grünen Tee trinken, steigert das den Appetit sowie die Bereitschaft und die Fähigkeit des Magens, die angebotene Nahrung zu verdauen. Gleichzeitig vermindern sich auch Völlegefühl und Übelkeit, unter denen appetitlose Menschen oft leiden.
Wenn ausreichend Magensaft zur Verfügung steht, wird die Bauchspeicheldrüse angeregt, ihre Verdauungsenzyme in den Zwölffingerdarm abzusondern. Damit ist gewährleistet, daß hinter dem Magenausgang die Nahrung gut weiterverdaut wird. Die Bitterstoffe fördern auch die Gallebildung, was besonders wichtig für die Verdauung von Fett ist.

So wirkt er

Grüner Tee aktiviert das Appetitzentrum im Gehirn und regt alle Verdauungsorgane an. Dadurch entsteht ein gesundes Hungergefühl, das aber nicht zu übermäßiger Nahrungsaufnahme führt. Trinken Sie Grünen Tee etwa eine halbe bis eine Stunde vor jeder Mahlzeit, und lassen Sie den Tee fünf bis acht Minuten ziehen.

WICHTIG

Von Grünem Tee profitieren appetitlose Kinder, Menschen in der Erholungsphase nach Krankheiten und alte Menschen mit nachlassender Verdauungsleistung. Bitterstoffe verleiten nicht zu übermäßiger Nahrungsaufnahme, sie bereiten die Bauchorgane auf die Verdauung vor. Das bedeutet, daß jemand, der regelmäßig vor dem Essen Grünen Tee trinkt, nicht mehr ißt als sonst, sondern lediglich besser mit der Nahrung zurechtkommt und unbeschwerter vom Tisch aufsteht.

Aufstoßen, Sodbrennen, Mundgeruch, Blähungen

Diese Beschwerden sind Symptome einer gestörten Verdauung. Viele Menschen haben sie schon als etwas Alltägliches akzeptiert. Hintergründe dafür sind zu hastiges Essen, ungenügendes Kauen, eine schlechte Nahrungsmittelkombination, der Genuß stark kohlensäure- und zuckerhaltiger Getränke oder das nervöse Schlucken von Luft beim Essen. Allerdings treten derartige Mißempfindungen auch auf, wenn ernstere Erkrankungen vorliegen. Magengeschwüre, Magenschleimhautentzündungen, Leberleiden, Krebs oder schwere Allgemeininfektionen können zu starkem Mundgeruch und ständigem Aufstoßen führen. Deshalb sollten Sie Ihren Arzt oder Heilpraktiker aufsuchen, wenn die Beschwerden anhalten und sich nicht durch einfache, natürliche Maßnahmen beeinflussen lassen.

So wirkt er

- Grüner Tee nützt auf mehreren Ebenen. Da Sie ihn langsam und in kleinen Schlucken trinken, genießen Sie bewußt und kommen gleichzeitig zur inneren Ruhe. Bedenken Sie, daß Ihr Organismus auf das angewiesen ist, was Sie ihm von außen anbieten. Dabei zählt auch die Art und Weise des Essens. Die Verdauung beginnt bereits im Mund. Je länger der Speichel auf jeden Bissen einwirken kann und je stärker zerkleinert die Nahrung im Magen ankommt, desto besser kann sie verdaut werden. Wenn Sie sich auf andere Dinge konzentrieren und nur nebenbei Ihr Essen verschlingen, erhält der Verdauungstrakt nicht die notwendige Energie und Aufmerksamkeit, um mit der Nahrung fertig zu werden. Sie brauchen rund 30 Prozent der aufgenommenen Nahrungskalorien, um zu verdauen, Nährstoffe aufzunehmen und Gifte auszuscheiden!

- Aufstoßen tritt nach eiweiß- und fettreichen Speisen auf und kann ein Zeichen allgemeiner Übersäuerung sein. Grüner Tee sorgt einerseits dafür, daß genügend Magensäure zur Verdauung gebildet wird, er bindet andererseits gleichzeitig überschüssige Säure im Magen und wirkt der Übersäuerung des Organismus entgegen.
- Sodbrennen vermeiden Sie, wenn Sie sich nach dem Essen nicht hinlegen, sondern spazierengehen. Im Liegen kann leichter Magensäure in die Speiseröhre gelangen und zu Sodbrennen führen.

  Neben wichtigen Pufferungssystemen wie Lunge, Nieren und Leber sorgt auch der Magen für die Ausscheidung überschüssiger Säure. Die Magensäure wird aus sauren Blutbestandteilen gebildet und ist damit ein wichtiges Medium zur Entsäuerung des Körpers. Grüner Tee unterstützt den Magen bei der Säurebildung.
- Mundgeruch läßt sich wirksam beheben durch die ausgeprägte Fähigkeit des Grüntees, Gerüche zu binden. Trinken Sie den Tee auch zwischen den Mahlzeiten, und benutzen Sie ihn gelegentlich für Mundspülungen. Bewegen Sie den Tee dazu im Mund hin und her, pressen Sie ihn durch die Zahnzwischenräume hindurch, und spucken Sie ihn dann

aus. Durch Trinken und Spülen wird die Verdauung harmonisiert, geruchsbildende Bakterien im Mund-Rachen-Raum werden reduziert und Zahnbeläge eingedämmt.

Magenschleimhautentzündung

Zur Entstehung von Reizungen der Magenschleimhaut und auch von Magengeschwüren gibt es eine Reihe von Theorien über mögliche Ursachen. Zur Zeit wird über die Rolle des Bakteriums Helicobacter Pylori diskutiert. Es ist möglich, daß dieser Keim ein auslösender Faktor bei der Entstehung von Magengeschwüren ist, aber einer intakten Magenwand kann dieses Bakterium, das es schon seit Jahrmillionen gibt, absolut nichts anhaben!
Eine Magenschleimhautentzündung zeigt sich in leichteren Fällen durch Aufstoßen, Sodbrennen, Völlegefühl und Appetitlosigkeit. Im fortgeschrittenen Stadium kommen massive Oberbauchschmerzen, Magenkrämpfe, Nahrungsmittelunverträglichkeit und starke Blähungen dazu. Bei blutenden Geschwüren kann sogar Blut erbrochen oder im Stuhl festgestellt werden. In solchen Fällen ist professionelle Hilfe unerläßlich!
Prädestiniert für Magenschleimhautentzündungen und -geschwüre sind Menschen, die sehr unregelmäßig, sehr fett und sehr hastig essen, Medikamente wie Antirheumatika, Kortisone und Antibiotika einnehmen, mehr als zehn Zigaretten pro Tag rauchen, reichlich Kaffee und Alkohol trinken und sehr viel Streß haben.

So wirkt er
Grüner Tee pflegt und schützt die Magenschleimhaut, wirkt keimhemmend und hat wundheilende und schmerzstillende Effekte.

Das unterstützt

Die beste Therapie bei leichteren Magenschleimhautentzündungen ist Ruhe, Ruhe und nochmals Ruhe. Empfehlenswert ist Kamillentee, Pfefferminztee oder Süßholzwurzeltee bis zum Abklingen der schlimmsten Beschwerden. Etwas Honig und gelegentlich ein Zwieback sind erlaubt.

Durchfallerkrankungen

Durchfall kann genauso ein Zeichen falscher Ernährung sein wie chronische Verstopfung. Auch ein Mangel an Gallen- und/oder Bauchspeicheldrüsensekret ist eine mögliche Durchfallursache. Verschiedene Medikamente können Durchfälle hervorrufen. In den meisten Fällen wird aber der Verzehr eines verdorbenen oder stark reizenden Nahrungsmittels der Auslöser sein. Dann sind die Beschwerden normalerweise relativ schnell wieder vorbei. Waren die Speisen mit Keimen besiedelt, können mitunter recht heftige Erkrankungen mit häufigen und sehr schwächenden Stuhlentleerungen auftreten. Ist dabei auch noch Blut im Stuhl zu sehen, müssen Sie unbedingt einen Arzt aufsuchen! Dies gilt besonders nach Urlaubsreisen in sehr heiße Gegenden oder Länder mit schlechten hygienischen Bedingungen. Informieren Sie sich vor Ihrer Fernreise über Infektionsrisiken und eine sinnvolle Reiseapotheke.

Bei kleinen Kindern bedeuten Durchfälle einen, im Vergleich zum Körpervolumen, überproportional großen Flüssigkeits- und Salzverlust und sind deshalb besonders gefährlich. Allerspätestens nach drei Durchfalltagen müssen Sie sich um Hilfe bemühen!

So wirkt er

Bei leichteren Durchfällen wirkt Grüner Tee ganz vorzüglich. Seine Gerbstoffe ziehen die Darmschleimhaut zusammen und dichten sie gegen Krankheitserreger und Giftstoffe ab, Keime werden gehemmt. Der Tee behebt den Flüssigkeitsverlust auf schonende und heilsame Art.

Das unterstützt

Gegen Mineralverluste kaufen Sie sich ein Elektrolyt-Präparat in der Apotheke, oder Sie geben etwas Kochsalz und Traubenzucker in den Grünen Tee. Sehr wirkungsvoll ist eine Apfelkur mit Äpfeln aus biologischem Anbau.

APFELKUR MIT GRÜNEM TEE

Rechnen Sie für jeden Tag ein bis zwei Pfund Äpfel. Reiben Sie pro Mahlzeit – je nach Appetit – ein bis zwei Äpfel mitsamt der Schale und dem Kernhaus. Die Raspel kurz stehen lassen, bis die Oberfläche leicht braun geworden ist, dadurch wird der Apfelbrei noch verträglicher. Alles kurz durchmischen und löffelweise essen. Fünf bis sechs Tassen Grüntee über den Tag verteilt trinken. Bei starkem Flüssigkeitsverlust durch häufigen Stuhlgang auf einen Liter Tee einen Teelöffel Salz und zwei Eßlöffel Traubenzucker geben. Die Apfelkur ein bis drei Tage durchführen. Danach eine leichte und verträgliche Mahlzeit einnehmen, beispielsweise eine Portion mildgesalzener Reis, vermischt mit Naturjoghurt.

Auch getrocknete Heidelbeeren wirken stopfend. Kauen Sie davon mehrere Eßlöffel pro Tag, das schmeckt und hilft. Achtung: Frische Heidelbeeren führen ab, ebenso Apfelsaft, denn hier fehlt das Pektin der ganzen Äpfel.

WICHTIG

Äpfel enthalten kein Eiweiß, das »falsche« Keime im Darm mästen könnte, und auch der Fruchtzucker wird so schnell aufgenommen, daß ihn die Bakterien nicht vergären können. Das aufquellende Apfelpektin bindet Bakterien und deren Stoffwechselprodukte und leitet sie aus. Gleichzeitig hemmen die Fruchtsäuren das Wachstum der Mikroorganismen. Die Apfelkur ist in Verbindung mit Grünem Tee eine ideale Durchfallkur.

Verschiedene Stoffwechselstörungen

Wissenschaftliche Untersuchungen und Erfahrungswerte haben gezeigt, daß Grüner Tee bei regelmäßigem Genuß und grundsätzlich vernünftiger Lebensweise Schutz vor verschiedenen Stoffwechselentgleisungen bietet oder sie günstig beeinflußt. Dadurch wird Grüner Tee zu einem Getränk, mit dem Sie täglich etwas für Ihre Gesundheit und Leistungsfähigkeit tun können. Da Sie zur Zubereitung nur sauberes Wasser und Teeblätter benötigen, ist Grüner Tee auch noch viel billiger als viele andere Getränke.

Prinzipien einer gesunden Ernährung

Neben Grünem Tee sind auch Mineralwasser, Fruchtsaftschorle und Kräutertees empfehlenswerte Getränke. Stark zuckerhaltige Limonaden und Colagetränke hingegen sollten wirklich nur die Ausnahme auf Ihrer Getränkeliste sein. Auch die Light-Produkte, die mit den verschiedensten Süßstoffen und künstlichen Aromen hergestellt werden, gehören nicht auf diese Liste. Bei diesen Produkten ist der Zucker durch synthetische Stoffe ersetzt worden, deren Wirkung auf den Organismus noch gar nicht endgültig beurteilt werden kann. Tee ist

ein Naturprodukt und gesund, vorausgesetzt, er stammt aus ökologischer Produktion.
Der Leitsatz des Ernährungswissenschaftlers Professor Kollath: »Laßt unsere Nahrung so natürlich wie möglich!«, der sich an Hersteller und Verbraucher gleichermaßen wendet, ist eine ideale und unkomplizierte Richtlinie zur Auswahl gesunder Lebensmittel. Je stärker ein Nahrungsmittel verarbeitet ist, desto weiter unten sollte es auf unserer Wertigkeitsskala stehen. Kaffee, Schwarztee, Wein oder Bier sind Genußmittel, die in Maßen konsumiert durchaus gut sind. Alkohol ist die Ursache Nummer eins für zahlreiche schwere Krankheiten, tiefgreifende negative Persönlichkeitsveränderungen und in der Folge für unvorstellbares soziales Leid.

Fettstoffwechselstörungen

In China und Japan wird der Grüne Tee auch als Fetträuber bezeichnet, weil er die Ablagerung von Fett im Gewebe hemmt. Erwarten Sie aufgrund dieser Eigenschaft keine Wunder. Ohne Ernährungsumstellung und Fitnessprogramm werden Sie Stoffwechselstörungen selten in den Griff bekommen.
Japanische Untersuchungen haben gezeigt, daß die Grüntee-Katechine in der Lage sind, den Fettumsatz zu beschleunigen, und daß es dadurch zu weniger Ablagerungen im Bindegewebe und in der Leber kommt. Außerdem hemmen sie die Fettaufnahme bereits im Darm.

Erhöhter Cholesterinspiegel

Beim Thema Arteriosklerose (siehe Seite 106) haben Sie bereits gelesen, wie wichtig ein normaler Cholesterinspiegel für die Gesunderhaltung Ihres Blutgefäßsystemes und Ihres Herzens ist.

Cholesterin ist ein wichtiger Baustein jeder Körperzelle und nicht grundsätzlich etwas Schlechtes. Ohne Cholesterin kann keine Zellwand gebildet werden, die die Körperzellen schützt und ihnen den Kontakt zum Gesamtorganismus ermöglicht. Sehr wichtig ist nur, daß die Gesamtcholesterinmenge im Körper und im Blut nicht zu hoch ist und das Verhältnis von »schlechtem« LDL-Cholesterin zu »gutem« HDL-Cholesterin stimmt. LDL-Cholesterin lagert sich im Gewebe und an den Gefäßwänden ab, während HDL-Cholesterin diese Ablagerungen aufzulösen hilft beziehungsweise verhindert.

So wirkt er

Professor Muramatsu, Dr. Goto und andere Forscher von der Shizuoka-Universität in Japan konnten beweisen, daß die Grüntee-Katechine den LDL-Anteil am Gesamtcholesterin deutlich senken, während das HDL-Cholesterin nicht beeinflußt wird. Diese Ergebnisse wurden in einer Studie an 1300 japanischen Männern im Jahre 1995 eindrucksvoll bestätigt. Über einen Zeitraum von fünf Jahren wurde allein durch das regelmäßige Trinken von Grünem Tee eine deutliche Absenkung des Gesamtcholesterins, des LDL-Cholesterins und der Blutfette (Triglyzeride) beobachtet. Der Anteil an gutem HDL-Cholesterin erhöhte sich sogar leicht. Als »Nebenbefund« wurde noch festgestellt, daß die Konzentration bestimmter Stoffe im Blut vermindert wird, die eine Leberschädigung anzeigen. Dies spricht für eine Leber-Schutzwirkung des Grünen Tees.

Die Grüntee-Saponine binden bereits im Darm Fettstoffe, die dann leichter ausgeschieden werden können und somit nicht in das Blut gelangen. Grüner Tee stellt also schon bei der Nahrungsaufnahme eine wirksame Barriere gegen Fett und Cholesterin dar.

Je eine Tasse Grüner Tee vor und nach den Mahlzeiten fördert die Fettausscheidung.

Diabetes mellitus (Zuckerkrankheit)

Vor rund sechzig Jahren hat Dr. Minowada von der Universität in Kyoto, Japan, folgende interessante Beobachtung gemacht: Er stellte fest, daß sich der Zuckergehalt im Urin von Diabetikern deutlich absenkte, wenn sie regelmäßig an der japanischen Teezeremonie teilnahmen. Sein Bericht, daß der verwendete pulverisierte Matcha-Grüntee Stoffe enthalten müsse, die in der Lage seien, den Blutzucker zu senken, ging leider in den Wirren des beginnenden zweiten Weltkrieges unter. Erst in Zeiten des erneuten Wohlstandes und der steigenden Zahl Zuckerkranker erinnert man sich wieder an die antidiabetischen Effekte des Grünen Tees. In den späten achtziger Jahren wurden die Arbeiten von Dr. Minowada wissenschaftlich bestätigt.

Zucker und Kohlenhydrate aus der Nahrung werden hauptsächlich im Zwölffingerdarm in Glucose, eine bestimmte Zuckerart, umgewandelt und in das Blut aufgenommen. Die Glucose wird als Glykogen in der Leber und in der Muskulatur gespeichert, beziehungsweise als Energiespender in jede Körperzelle aufgenommen. Wieviel Glucose im Blut verbleibt, gespeichert oder den Zellen zur Verfügung gestellt wird, das steuert ein nerval-hormoneller Regelkreis, in den verschiedene Hormone mit einbezogen sind. Dadurch ist der Körper in der Lage, die Zellen und den Stoffwechsel so mit dem Energieträger Glucose zu versorgen, wie es den jeweiligen Erfordernissen entspricht. Dabei ist es außerordentlich wichtig, daß der Zuckerspiegel im Blut nicht dauerhaft über ein bestimmtes Maß ansteigt, weil sonst die Gefäße und Nerven geschädigt werden. Ständig erhöhter Blutzucker schädigt die Netzhaut der Augen und die Nieren, führt zu sehr schlecht abheilenden, aufbrechenden Geschwüren besonders an den Beinen, schwächt das Immunsystem, verursacht quälenden Juckreiz

sowie weitreichende Nervenschäden und bedingt Arteriosklerose mit all ihren bekannten Folgen.
Bei dieser Stoffwechselerkrankung spielt das Insulin eine entscheidende Rolle. Insulin sorgt dafür, daß die Glucose aus dem Blut in die Zellen gelangt, um dort verstoffwechselt zu werden. Wird zu wenig Insulin produziert, ist das bereitgestellte Insulin fehlerhaft oder reagieren die Zellen nicht mehr auf den Insulin-Reiz zur Glucoseaufnahme, so steigt der Zuckergehalt des Blutes an. Ab einem bestimmten Blutzuckerwert wird überschüssiger Zucker über die Nieren mit dem Urin ausgeschieden. Wenn dies geschieht, liegt bereits ein fortgeschrittenes Stadium der Erkrankung mit allen gefährlichen Langzeitfolgen vor.

So wirkt er

Forschungsergebnisse bestätigen, daß die Katechine und Polysaccharide – das sind komplizierte Zuckermoleküle – im Grünen Tee in der Lage sind, den Blutzuckerspiegel bei regelmäßigem Genuß zu senken. Grüner Tee beugt also diesem Leiden vor und kann eine gezielte Behandlung unterstützen.

Das unterstützt

Eine individuell zusammengestellte Diabetesdiät ist Grundlage der Behandlung. In den Diätplan können Sie den Grünen Tee gezielt mit einplanen. Trinken Sie jeweils zu den Hauptmahlzeiten eine Tasse Grüntee. Bewegen Sie sich regelmäßig, und sorgen Sie für Ruhepausen zum Entspannen.

Rheuma gehört neben Krebs, Allergien und der Immunschwächekrankheit AIDS zu den bedeutenden Krankheiten, gegen die die moderne Medizin relativ hilflos ist. Die allermeisten Rheumamedikamente beschränken sich darauf, die Symptome Schwellung, Entzündung, Schmerz und rheumatisches Fieber zu bekämpfen. Natürlich ist es für den Betroffenen enorm wichtig, die oft quälenden Beschwerden zu lindern, die Ursachen werden dadurch jedoch nicht beseitigt.
Der Begriff »Rheuma« stammt aus dem Griechischen und bedeutet »Fluß«. Man stellte sich vor, daß Krankheitsstoffe, die die Schmerzen auslösen, im Körper umherfließen. Viele Rheumapatienten klagen über Beschwerden an häufig wechselnden Gelenken oder Körperpartien. Welche Ursachen Rheuma hat, wird in der Fachwelt angeregt diskutiert, und es gibt eine Reihe von Theorien. Zu den wahrscheinlichsten zählt die Annahme einer allergischen Reaktion, so daß sich Entzündungsstoffe fälschlicherweise gegen körpereigenes Gewebe richten. Dieser allergischen Reaktion geht in der Regel die Einwirkung von Bakterien und/oder deren Giftstoffen voraus. Auch die Existenz eines Rheuma-Virus wird diskutiert. Erkrankungen des Nervensystemes oder Störungen des Hormonhaushaltes münden möglicherweise ebenfalls in einer rheumatischen Erkrankung. Neben der infekt-allergischen Komponente spielen mit Sicherheit die Übersäuerung und eine stark eiweißreiche Ernährung als Ursache eine wichtige Rolle. Akute rheumatische Schübe beginnen meist mit Fieber, Schüttelfrost und starken Gelenkschmerzen. Die betroffenen Gelenke schwellen an und röten sich, während die umgebende Haut oft relativ blaß wird. Bei der chronischen Form bleiben die Beschwerden über lange Zeiträume bestehen, sind allerdings meist weniger dramatisch. Insgesamt können sich bei jeder Rheumaform die Schmerzen

ins Unerträgliche steigern und schwere Gelenkdeformierungen verursachen. Rheuma befällt neben den Gelenken häufig auch Muskeln, Sehnen, Bänder, Nerven und Organgewebe.
Bei den ersten Anzeichen sollten Sie einen Arzt oder Heilpraktiker aufsuchen, um das Fortschreiten zu verhindern.

Das unterstützt

In schweren Fällen wird der Betroffene oftmals nicht um die Einnahme von nebenwirkungsreichen Schmerzmitteln und unter Umständen von Kortisonpräparaten herumkommen. Homöopathie, Pflanzenheilkunde, Eigenbluttherapie, die Behandlung von Durchblutungsstörungen, Enzymtherapie, Neuraltherapie, das Beseitigen von Krankheitsherden an den Zähnen, Mandeln oder Nasennebenhöhlen, Wasseranwendungen im Kneippschen Sinne und Ernährungstherapie tragen wesentlich dazu bei, daß die Symptome zurückgehen und schwere Medikamente reduziert und in einigen Fällen sogar abgesetzt werden können.

So wirkt er

Grüner Tee ist kein Wundermittel gegen Rheumatismus. Dennoch helfen seine Inhaltsstoffe vorbeugend und unterstützen den Organismus im Kampf gegen das rheumatische Geschehen.
Grüner Tee greift bei einigen wichtigen Faktoren, die zur Rheumaentstehung beitragen, positiv an. Er reguliert das Abwehrsystem und hilft Fehlreaktionen zu vermeiden. Er beschleunigt die Entsäuerung des Körpers. Vitamine und Mineralstoffe fördern den Gesamtstoffwechsel. Die Durchblutung wird verbessert und auch das psychische Befinden gestärkt.
Besonders sinnvoll ist es, den Tee vorbeugend zu trinken, wenn in der Familie eine gewisse Veranlagung zu rheumatischen Leiden erkennbar ist. Trinken Sie täglich mehrere Tassen.

Gicht

Die Gicht betrifft ebenfalls die Gelenke und ist eine typische Wohlstandskrankheit, unter der vorwiegend Männer im mittleren Alter leiden. Betroffene mit dauerhaft erhöhten Harnsäurewerten sind akut gefährdet. Es kommt zu Entzündungsreaktionen in einzelnen Gelenken, die nahezu explosionsartig auftreten. Typisch ist der nächtliche, sehr heftige Schmerz im Großzehen-Grundgelenk. Schmerzursache ist die Ablagerung von Harnsäure im Gelenk. Zwischen den Anfällen können Jahre liegen, die beschwerdefrei verlaufen, aber bereits ein einmaliger, erster Anfall ist ein schwerwiegendes Alarmsignal. Ausgelöst werden Gichtanfälle durch Kälte, Alkoholkonsum, schweres und spätes Essen am Abend oder auch durch große körperliche Anstrengung. Die Harnsäure ist das Endprodukt des Purinstoffwechsels. Purine werden etwa zu 50 Prozent über die Nahrung aufgenommen. Deshalb ist die beste Therapie eine Ernährungsumstellung.

Purinarm essen bei Gicht:

- Absoluter Verzicht auf Innereien, Schwarten, Fischhaut, Fleischextrakte, Räucherfisch, Fischkonserven, Fische, die kleiner als eine Forelle sind
- Weitgehender Alkoholverzicht (maximal 1 Glas Wein pro Tag, kein Bier, auch kein alkoholfreies Bier)
- pflanzliche Nahrungsmittel mit hohem Puringehalt reduzieren (Hülsenfrüchte: weiße Bohnen, grüne Erbsen, Linsen, Erdnüsse)
- Fleisch und Wurst zusammen maximal 100 g pro Tag
- Fische, die größer sind als eine Forelle, meiden, maximal 100 g pro Tag
- Spinat, Pilze, Spargel, Rosenkohl, Grünkohl, Bratkartoffeln nur mäßig verzehren

- Überwiegend pflanzliche Kost; Obst und Gemüse soviel wie möglich roh, alle nicht bereits genannten Sorten sind erlaubt
- Eiweißbedarf durch möglichst fettarme Molkereiprodukte decken, zum Beispiel, Milch, Käse, Joghurt, Quark

So wirkt er
Grüner Tee ist dank seiner entsäuernden und entschlackenden Wirkung das ideale Getränk. Vorteilhaft ist, daß Grüner Tee die Nieren gründlich spült und Ablagerungen ausschwemmt. Bei Gicht bilden sich sehr häufig Harnsäuresteine in den Nieren (Gichtniere). Trinken Sie wenigstens fünf Tassen Grüntee täglich.

Übersäuerung

Die Störung des Säure-Basen-Gleichgewichts avanciert zu einer Zivilisationskrankheit allerersten Ranges. Eiweiß-, fett- und kohlenhydratreiche Nahrungsmittel, die den größten Teil der täglichen Nahrungsaufnahme ausmachen, werden genauso sauer verstoffwechselt wie Süßigkeiten aller Art und Alkohol. Fruchtsäuren dagegen bilden in der Regel bei ihrer Spaltung basische Stoffwechselprodukte. Deshalb sind Obst und Gemüse besonders geeignet, das Säure-Basen-Gleichgewicht zu erhalten.

Typische Folgen einer langjährigen Übersäuerung sind:
- Antriebsschwäche, Müdigkeit, Depression, Aggression
- Schlafstörungen, Konzentrationsschwäche
- chronische Infektanfälligkeit, verzögerte Erholung nach Krankheiten
- Schmerzempfindlichkeit

- Karies, Zahnfleischentzündungen
- fahle Hautfarbe, brüchige Nägel, stumpfe Haare
- saurer Schweiß- und Mundgeruch
- Darmprobleme aller Art, Verschleimung der Atemwege
- Muskelkrämpfe, Ischiasschmerzen, Gelenkbeschwerden
- Durchblutungsstörungen, Arteriosklerose
- Störungen der Funktion von Niere, Leber, Darm und anderen Organen
- rheumatisch-gichtische Erkrankungen
- Nervenentzündungen
- erhöhte Tendenz zu Gewebsentartungen

So wirkt er

Damit saure Stoffwechselprodukte ausgeschieden werden können, ist eine ausreichende Trinkmenge neben der Umstellung der Ernährung und der Lebensweise ganz besonders wichtig. Grüner Tee eignet sich besonders gut, weil er im Körper basisch, also säurebindend verarbeitet wird. Ersetzen Sie Kaffee, Alkoholika und zuckerhaltige Getränke durch Grünen Tee.

Steinleiden

Wenn bestimmte Stoffwechselstörungen vorliegen, bilden sich Grieß oder Steine in den Hohlorganen Galle, Niere oder Blase. Nur wenn zuviel Calcium, Oxalat, Harnsäure, Cholesterin anfallen und nicht mehr ausgeschieden werden können, entstehen Ablagerung und schließlich Steine. Verschließen diese Steine die Ausführungsgänge der betroffenen Organe, kann es zu heftigen, hochakuten Schmerzzuständen, den Koliken, kommen.

So wirkt er

Grüner Tee wirkt der Steinbildung entgegen, indem er den Organismus mit wertvollen Mineralien und Vitaminen versorgt, Säuren bindet und die Ausscheidungsorgane anregt.

Grüner Tee gegen radioaktive Strahlung

Verblüffende und fast schon unglaubliche Erkenntnisse wurden in der Hamamatsu-Universität in Shizuoka, Japan, bezüglich der Fähigkeit des Grünen Tees, radioaktive Teilchen zu binden und aus dem Körper auszuscheiden, gesammelt. Das radioaktive Element Strontium 90 wird bei Störfällen in Kernkraftwerken mit radioaktivem Fallout und bei radioaktiver Verseuchung durch Kernwaffen frei. Es konkurriert mit dem Mineral Calcium um die Einlagerung in die Knochensubstanz, verdrängt das Calcium aus den Knochen und führt unter anderem zu Knochenkrebs.

So wirkt er

Das im Grünen Tee enthaltene Tannin geht mit dem Strontium 90 eine chemische Verbindung ein, die aus dem Körper ausgeschieden werden kann. 20 bis 30 Prozent des aufgenommenen Strontium 90 verlassen auf diese Art und Weise den Organismus, ohne Schaden anrichten zu können.

Leider ergibt sich aus diesen Erkenntnissen keine rettende Medizin gegen atomare Verseuchungen. Die einzig sichere Methode, um die qualvollen Leiden von Strahlenopfern zukünftig zu verhindern, sind der Ausstieg aus der Kernenergie und das Beenden jeglicher atomarer Rüstung. Bis dahin ist der Weg aber noch weit.

Grüner Tee, Spirulina und Selen scheinen wirksame natürliche Mittel zu sein, um radioaktive Belastungen wenigstens etwas zu mildern. Jede noch so winzige Erleichterung der Belastung kann bei der Strahlenkrankheit helfen, Schlimmeres zu verhindern.

Hautleiden

Über die entzündungshemmenden, straffenden und pflegenden Eigenschaften des Grünen Tees wissen Sie bereits Bescheid. Darüber hinaus liefert der Tee dem stark beanspruchten Organ Haut viele wertvolle Mineral- und Nährstoffe. Diese Eigenschaften können Sie sich bei akuten Hautirritationen bestens zunutze machen.

Sonnenbrand

Sonnenlicht enthält im unsichtbaren Lichtbereich ultraviolette Strahlung mit unterschiedlicher Wellenlänge. Je kurzwelliger das UV-Licht, desto energiereicher ist es und führt eher zu entzündlichen Reizungen der Haut. Die Ozonschicht der Atmosphäre filtert die ultraviolette Strahlung zum Teil aus dem Sonnenlicht. Das besonders kurzwellige UV-C-Licht erreicht so – bei intakter Atmosphäre – die Erdoberfläche gar nicht. UV-B führt zu Sonnenbrand, regt aber gleichzeitig die wichtige Vitamin D-Bildung in der Haut an. UV-A ist für die erwünschte Braunfärbung der Haut nach dem Sonnenbad zuständig. Je nach Hauttyp dürfen Sie sich nur eine begrenzte Zeit ungeschützt in der Sonne aufhalten. Für einen sehr hellen, blonden oder rötlichen Typ können schon zehn Minuten pralle Sonne zuviel sein. Wiederholtes, übermäßiges Sonnen führt zur Austrocknung und Faltenbildung der Haut. Die Haut altert erheblich schneller als normal. Wahrscheinlich spielen hier freie Radikale, die beim Sonnenbad in der Haut entstehen, eine Rolle. In Ländern mit sehr intensiver Sonneneinstrahlung haben hellhäutige Menschen überdurchschnittlich große Probleme mit Hautkrebs-Erkrankungen.

So wirkt er

- Trinken Sie Grünen Tee mit einem Schuß Zitronensaft schon vor dem Sonnenbad; das erfrischt und bringt zusätzliches Vitamin C als Antioxidans. Dadurch wird vermehrt Wasser in der Haut gespeichert, und sie trocknet nicht so stark aus. Die Radikalenfänger des Grüntees reduzieren den oxidativen Streß, dem die Haut beim Sonnen ausgesetzt ist.
- Auch einem erfrischenden kühlen Grüntee-Cocktail steht nichts im Wege, wenn es Ihnen zu heiß für ein warmes Getränk ist.
- Wenn die Haut bereits gerötet ist und schmerzt, lindern die Gerbstoffe die Beschwerden, wenn Sie den Tee äußerlich anwenden. Einfach ein bis zwei Liter Grüntee zubereiten, abkühlen lassen und für Abwaschungen oder Umschläge verwenden.

Das unterstützt

Pro Liter Tee 5 Eßlöffel naturtrüben Apfelessig zusetzen. Apfelessig hat wie der Grüne Tee sehr viele wertvolle Inhaltsstoffe, kühlt und desinfiziert die Haut und fördert das Abheilen der Verbrennung.

Sehr zu empfehlen ist auch die folgende Zubereitung: Geben Sie jeweils 2 Eßlöffel Hamamelis-Blätter und billigen Grüntee in 1 Liter kochendes Wasser, etwa 15 Minuten ziehen lassen, abseihen und abkühlen lassen. Abgekühlt für Umschläge verwenden.

Ist Ihre Haut sehr heiß und gerötet, bereiten Sie aus 250 Gramm Quark und Grünem Tee einen streichfähigen Brei, den Sie direkt auf die betroffenen Stellen streichen können. Mit lauwarmem Wasser abwaschen, bevor die Masse antrocknet. Zwei- bis dreimal pro Tag anwenden.

EXTRATIP

Hamamelis-Blätter erhalten Sie in der Apotheke. Die Pflanze heißt auf deutsch nicht umsonst Virginianische Zaubernuß, ihre Wirkung auf Entzündungen aller Art ist wirklich überzeugend! Durch die Anwendung wird die Haut mit einem keimtötenden und heilenden Schutzfilm überzogen.

Haarausfall

Aus Japan und Amerika gibt es Berichte, wonach Grüner Tee bei Haarausfall hilfreich sein soll. Diese Erkenntnisse sind bis dato wissenschaftlich aber nicht untermauert. Fest steht, daß Haarausfall mit sehr vielen verschiedenen Störungen des Stoffwechsels zusammenhängen kann, zum Beispiel hormoneller oder mineralischer Art. Auch erbliche Veranlagungen werden diskutiert. Die vielzitierten freien Radikale stören Zellen mit hoher Wachstums- und Produktionsrate besonders stark, so daß sie auf das Haar- und Nagelwachstum durchaus negativ Einfluß nehmen könnten. Grüner Tee greift in fast allen Bereichen unterstützend in den Stoffwechsel ein und liefert Vitalstoffe, die für ein gesundes Haar- und Nagelwachstum wichtig sind. Dies sind beispielsweise die Pantothensäure (Vitamin B3), Biotin (Vitamin H) oder das Spurenelement Zink. Möglicherweise regen Spülungen und das Einmassieren von Grüntee in die Kopfhaut die Haarzellen an. Grünen Tee können Sie für diesen Zweck sehr gut mit der enorm formgebenden Kraft der Kieselsäure kombinieren.

So wirkt er
Gehen Sie folgendermaßen vor: Etwa 3 Eßlöffel getrockneten Schachtelhalm (aus der Apotheke) für mindestens 12 Stunden mit 1 Liter kaltem Wasser ansetzen, abseihen und das Wasser erhitzen. Etwa 3 Eßlöffel billigen Grüntee mit dem Schachtelhalmwasser aufgießen und 10 Minuten ziehen lassen. Nach dem Haarewaschen als Spülung verwenden und kräftig in die Kopfhaut einmassieren. Nicht mehr mit klarem Wasser nachspülen!
Führen Sie diese Anwendung versuchsweise mehrere Wochen lang konsequent durch, und beobachten Sie Ihren Haarverlust. Wahrscheinlich geht er deutlich und dauerhaft zurück!

Ekzeme und entzündliche Hautreizungen

Es lohnt sich, Grünen Tee bei jeder Art von Hautreizung zu trinken und vor allem auch für Umschläge einzusetzen. Heilpflanzen wie Kamille, Ringelblume, Hamamelis, Weidenrinde oder Schafgarbe unterstützen die gute Wirkung, wenn sie ebenfalls für den Aufguß verwendet werden.

Zahnpflege und Mundhygiene

Zahnfleischentzündung und Zahnfleischschwund

Der Halteapparat der Zähne leistet Schwerarbeit beim Kauen. Mehrere hundert Kilo lasten beispielsweise auf den Backenzähnen, wenn Sie richtig kräftig zubeißen. Wenn sich das Zahnfleisch entzündet, wird es rot und sehr schmerzempfindlich, beim Kauen fester Lebensmittel kommt es zu Blutungen.

Wird die Zahnfleischentzündung nicht behandelt oder geht sie aus anderen Gründen nicht zurück, wird aus der oberflächlichen Gingivitis eine Parodontitis, das ist die Entzündung des gesamten Zahnhaltegewebes. Das Zahnfleisch löst sich vom Zahn ab, und die empfindlichen Zahnhälse sind Bakterien, Hitze und Kälte schutzlos ausgesetzt. Kariesbakterien haben dann ein leichtes Spiel und können den Zahn von seiner empfindlichsten Seite her angreifen.
Auch ohne akute Entzündung kann sich der Zahnhalteapparat zurückbilden. Der Zahnarzt spricht dann von einer Parodontose. Das Zahnfleisch schrumpft, wieder kommt es zur Spaltenbildung um die Zahnhälse, und die Zähne lockern sich mit der Zeit.
Mögliche Ursachen für die Entstehung von Zahnfleischentzündung oder -schwund sind: schlechte Zahnpflege, Zahnstein, Stellungsanomalien der Zähne, Prothesen, Verletzungen mit Zahnstochern oder anderen Reinigungsgeräten, Bakterien und deren Gifte, zu viele Genußmittel, eventuell Medikamentenmißbrauch, Vitaminmangel, Fehlernährung, Magen-Darm-Infektionen oder Blutkrankheiten.

So wirkt er

Grüner Tee ist ein ideales Mittel, um Zahnfleischschäden vorzubeugen. Dank seiner antibakteriellen Eigenschaften werden Keime wirksam gehemmt, und die Gerbstoffe und Flavonoide bringen Entzündungen zum Abheilen. Die Gerbstoffe sorgen dafür, daß sich die Blutgefäße zusammenziehen. Dadurch können Blutungen gestoppt werden.

- Spülen Sie Ihre Zähne täglich mit 1/4 Liter Grünem Tee. Ziehen Sie den Tee durch alle Zahnzwischenräume, damit auch Keime erfaßt werden, die es sich in den engen Spalten so richtig gemütlich gemacht haben. Nehmen Sie jeweils einen Schluck Tee, den Sie nach zehn bis zwanzig Sekunden Spülen wieder ausspucken.

- Wenn Sie sehr zu Zahnfleischentzündungen neigen, geben Sie noch fünf bis zehn Tropfen Propolistinktur in den Tee.
- Sinnvoll ist es auch, den Aufguß mit Grüntee und Salbeiblättern zuzubereiten. Nehmen Sie je 1 Teelöffel Kräuter auf 1/4 Liter Wasser. Diese Lösung eignet sich auch hervorragend zum Gurgeln bei Halsentzündungen. Bitte immer ausspucken, damit weggespülte Bakterien nicht in den Magen-Darmtrakt gelangen!

Das unterstützt

- Pflegen Sie Ihre Zähne regelmäßig: Zweimal täglich sollten die Zähne geputzt und wenigstens einmal pro Tag die Zahnzwischenräume mit Zahnseide gereinigt werden. Elektrische Zahnbürsten mit oszillierenden Bürstenköpfen können besonders im Seitenzahnbereich sehr hilfreich sein, wo Sie mit der Bürste schlecht hinkommen. Lassen Sie sich von Ihrem Zahnarzt beraten.
- Auch für die Zähne gilt: Wer rastet, der rostet. Bevor es zu spät ist, sollten Sie Ihre Zähne ruhig mit festen Lebensmitteln konfrontieren. Äpfel, Karotten, Vollkornbrot und Rohkost sind ideal für das Zahntraining. Kaugummi schädigt durch seinen Zuckergehalt die Zähne und schafft Kariesbakterien ideale Bedingungen.

Mundsoor

Unter Mundsoor versteht man die Infektion der Mundschleimhaut mit dem Hefepilz Candida albicans. Die Schleimhaut ist dabei gerötet und zeigt grauweißliche, stippchen- bis flächenförmige Beläge auf Gaumen, Wangen und Zunge, die sich häufig bis in die Mundwinkel ausbreiten. Die Krankheit kann von der Mundhöhle aus auf die gesamte Schleimhaut der Speiseröhre und den ganzen Verdauungstrakt übergreifen und dort schlimme Entzündungen hervorrufen. Besonders gefährdet sind Babys und Kleinkinder, deren Immunsystem nach Antibiotika-Behandlungen geschwächt ist, sowie Prothesenträger, vor allem, wenn die Prothese schlecht sitzt und nur unzureichend saubergehalten wird.

So wirkt er

Grüner Tee und Lapachotee im täglichen Wechsel unterstützen die Anti-Pilz-Behandlung vorzüglich und verhindern oder bremsen die Ausbreitung des Pilzes auf den Darm. Verwenden Sie die Tees sowohl zum Gurgeln und Spülen sowie auch als Getränk. Beim Spülen den Tee nicht schlucken!
Lapachotee aus der Rinde des südamerikanischen Lapachobaumes wird folgendermaßen zubereitet: 4 Teelöffel Lapachorinde in 1 Liter Wasser etwa 5 Minuten lang leicht köcheln und anschließend etwa 15 Minuten ziehen lassen. Trinken Sie diese Menge mehrmals über den Tag verteilt, oder bereiten Sie das Getränk tassenweise mit entsprechend geringerer Rindenmenge jeweils frisch zu.

EXTRATIP

Beide Tees können Sie mit 10 bis 20 Tropfen Propolistinktur oder Grapefruitkernextrakt versehen, um die Wirkung zu verstärken.

Karies

Karies oder Zahnfäule ist die Zerstörung der Zahnsubstanz durch äußere Einflüsse. Kariöse Zähne werden zunächst empfindlich gegen heiße oder kalte Getränke und Speisen, später sogar gegen Luftzug. Schreitet die Auflösung des Zahnbeines in Richtung der Pulpahöhle, in der sich der Zahnnerv befindet, vor, entwickelt sich ein Dauerschmerz. Die Ursache für Karies liegt in der Aktivität bestimmter Bakterien, die durch erbliche Veranlagung, Mineralmangel und zuckerreiche Ernährung verstärkt wird. Diese Bakterien bilden aus dem Zucker der Nahrung zunächst wasserunlösliche Glukosane, mit denen sie sich fest auf dem Zahnschmelz anlagern können. Sie greifen den Zahnschmelz durch die Bildung von Säuren an und beginnen ihn aufzulösen. Die Bakterien ernähren sich von Zucker aus der Nahrung. Deshalb ist es immens wichtig, die Zähne regelmäßig und gründlich zu reinigen.

Forschungsarbeiten haben gezeigt, daß besonders das EGCG, also das wichtigste Grüntee-Katechin, in der Lage ist, die Glukosanbildung der Bakterien zu unterbinden. Grüner Tee vermindert also die Bildung von kariösen Plaques. Außerdem wirkt der Tee hemmend gegen Kariesbakterien, stört also nicht nur deren Anlagerung an den Zähnen, sondern packt das Übel gleich an der Wurzel.

Grüner Tee enthält überdurchschnittlich viel Fluor in natürlicher Form. Dieses Mineral ist besonders wichtig für die Härte und damit für die Widerstandsfähigkeit des Zahnschmelzes. Diese Erkenntnisse erklären die Ergebnisse einer japanischen Studie, nach der bereits eine Tasse Grüntee pro Tag die Kariesanfälligkeit bei Schulkindern halbieren konnte.

So wirkt er
Eine Tasse Grüntee nach jeder Mahlzeit zusätzlich zum Zähneputzen ist eine sinnvolle Kariesprophylaxe.
Geben Sie auch Kindern und Jugendlichen, die schon von klein auf unter schlechten Zähnen leiden, regelmäßig Grünen Tee, eventuell mit Apfelsaft, aber keinesfalls mit Honig oder Zucker gemischt.

Das unterstützt
Reduzieren Sie Ihren Zuckerkonsum. Gegen das Mästen der Kariesbakterien mit Zucker kommt auch der Grüne Tee nicht mehr an.

Hilfe bei Krebserkrankungen

Wenn Körperzellen anfangen, sich unkontrolliert zu vermehren und dabei in einem Stadium der Unreife bleiben, so daß sie ihre eigentliche Funktion nicht erfüllen können, spricht man von einer Entartung der Zellen. Das Erbgut, in dem der genaue Bauplan für die Zelle enthalten ist, ist dann nicht mehr intakt. Es kommt zur Bildung eines Tumors, also einer geschwulstartigen Ansammlung von entartetem Körpergewebe, oder zur Überschwemmung des Blutes mit unreifen Blutzellen, wenn das Blutbildungssytem betroffen ist. Hat so eine Geschwulst die Tendenz, sich rasch zu vergrößern, den Stoffwechsel massiv zu behindern und Gewebe zu zerstören, handelt es sich um einen malignen Tumor. Ein maligner oder bösartiger Tumor kann sich im gesamten Körper verbreiten und gesundes Gewebe befallen. Im Prinzip kann jede Zellart des Körpers von Entartungstendenzen betroffen sein und sich überall ein bösartiger Krebs entwickeln.

Krebs kann durch Strahlenbelastung, Chemikalien, Genußgifte, unvernünftige Ernährungsgewohnheiten, ungeeignete Zubereitungsweisen von Nahrungsmitteln und vieles mehr hervorgerufen oder begünstigt werden.
Neben den äußeren Faktoren zur Krebsentstehung gibt es auch sogenannte innere Einflüsse, die die Tumorbildung fördern. Solche Einflüsse sind beispielsweise das Lebensalter, Störungen im Stoffwechsel der Hormone, Abwehrschwäche und hohe psychische Belastungen.
Es gibt kaum Wirkstoffe, die allein ausreichen, um Körperzellen derart massiv zur Entartung zu bringen, daß gleich ein Tumor entsteht. Bei den Millionen und Milliarden von Zellteilungen, die sich in Ihrem Körper im Laufe Ihres Lebens abspielen, fallen nämlich ständig potentielle Krebszellen an. Sie werden aber normalerweise vom Immunsystem sofort erkannt und vernichtet, so daß Schlimmeres verhindert wird. Erst wenn die Menge an Krebszellen zu groß oder das Immunsystem zu schwach wird, entsteht Krebs.
Bei der Krebsentstehung gibt es zwei kritische Phasen, nämlich erstens den Einfluß, der die Zelle schädigt und dadurch das Erbgut verändert, und zweitens den Anstoß zur ungehemmten Vermehrung der Krebszelle.
Beide Phasen kann der Grüne Tee mit seinen Inhaltsstoffen positiv beeinflussen. Grüner Tee ist natürlich kein Krebsmedikament im engeren Sinne, aber er ist ein wirksames Mittel zur Vorbeugung und unterstützenden Behandlung von bösartigen Tumoren.
Den Anstoß für intensive Forschungsarbeiten gab die japanische Krebsstatistik, die ausweist, daß in der Präfektur Shizuoka die Zahl der Todesfälle durch Krebs deutlich geringer ist als in anderen Gebieten Japans. In der Tee-Anbauregion Shizuoka wird sehr viel starker Grüner Tee getrunken, und die Bewohner nehmen für jeden neuen Aufguß frische Blätter. Besonders die

Anzahl der Krebserkrankungen in Speiseröhre, Magen und Leber ist auffallend niedriger als anderswo.
An Krebsforschungszentren in Japan, China, USA und Australien wurden diese Beobachtungen aufgegriffen, und es wurde versucht, hinter das Geheimnis der Grünen Tees zu kommen. Herausgestellt hat sich, daß besonders die Katechine, namentlich das EGCG, und Vitamin C für die Anti-Krebs-Wirkung verantwortlich sind.Die Versuche haben eindeutig gezeigt, daß Grüner Tee sowohl die Krebsentstehung als auch das Krebswachstum verringern kann.
Auf einem internationalen Symposium in Washington D. C. wurde schon 1992 folgende Aussage getroffen: »Grüntee ist die günstigste und effizienteste Möglichkeit der Krebsvorbeugung.«
Es genügt schon der Genuß von einigen Tassen Grünem Tee pro Tag, um sich diese bedeutungsvolle Schutzwirkung zunutze zu machen.

So wirkt er

Machen Sie es sich zur Gewohnheit, fünf Tassen Grüntee täglich zu trinken, damit erhöhen Sie Ihre Chancen, nicht an Krebs – besonders der Verdauungsorgane – zu erkranken.

Grüner Tee senkt nachweislich das Risiko folgender Krebsarten:

- Tumore in Mund- und Rachenraum
- Tumore der Speiseröhre
- Magenkrebs
- Leberkrebs
- Dickdarmkrebs
- Brustkrebs
- Lungenkrebs
- Hautkrebs

Wahrscheinlich ist der direkte, intensive Kontakt mit dem Grünen Tee dafür verantwortlich, daß besonders die Mundhöhle, die Speiseröhre und der Magen durch Grünen Tee geschützt werden.
Übrigens hat auch das im Grünen Tee enthaltene Zink positive Auswirkungen in der Tumorbehandlung. Es ist ein wichtiger Aktivator von unzähligen Enzymen, trägt zur Steuerung des Immunsystems bei und ist an der Entstehung und Aktivierung der Anti-Krebs-Stoffe Interleukin I und II im Immunsystem beteiligt.

Das unterstützt

Grüner Tee ist natürlich keine Alternative für eine vernünftige Lebens- und Ernährungsweise. Vorbeugende Maßnahmen können Sie jedoch selbst ergreifen:

- Täglicher Konsum von wenigstens fünf Tassen frisch gebrühtem Grünen Tee
- Einnahme von Antioxidantien wie Vitamin C und E, Selen und Zink
- Verzehr von reichlich Obst und Gemüse, idealerweise roh
- Einkauf von Produkten aus überwiegend biologischem Anbau
- regelmäßiger Verzehr von roten Obst- und Gemüsesorten, die reichlich Anthocyan, einen weiteren Anti-Krebs-Wirkstoff, enthalten (rote Bete, Kirschen, schwarze Johannisbeeren)
- Bevorzugen Sie Obst- und Gemüsesorten mit viel Vitamin C: Sanddorn, Schwarze Johannisbeeren, Petersilie, Paprika, Brokkoli, Grünkohl, Kiwi, Blumenkohl, Kohlrabi, Zitronen, Apfelsinen (absteigend nach Vitamin-C-Konzentration sortiert)

- Geben Sie Milchprodukten mit rechtsdrehender Milchsäure den Vorrang
- Schränken Sie den Konsum von Alkohol und Nikotin ein, am besten Verbrauch ganz einstellen
- Verzicht auf Lebensmittel mit Konservierungs-, Aroma- und sonstigen Zusatzstoffen
- weitgehender Verzicht auf scharf angebratenes oder gegrilltes Fleisch wegen der Bildung von Nitrosaminen
- »Psychohygiene«: sich Zeit nehmen für sich selbst und seine Familie, Probleme reflektieren, nicht hinunterschlucken, Meditation, Entspannungstraining. Informieren Sie sich, welche Techniken es gibt.

In Grünem Tee steckt ein ungeheures gesundheitliches Potential. Die Wiederentdeckung der Natur und ihrer Heilkräfte ist ein wichtiger und nötiger Gegenpol zur technisierten, auf Profit und das »Machbare« ausgerichteten Welt. Lebewesen wie der Mensch sind nur noch Gäste auf diesem Planeten, auch wenn sie so sehr glauben, Herrscher zu sein. Wenn wir uns nicht verstärkt rückbesinnen auf die Wurzeln des Daseins, die seit Urzeiten Leben schenken und nähren, werden wir uns selbst die Lebensgrundlagen entziehen. Grüner Tee ist ein ideales Getränk, das Sie nutzen können, um Ihre Gesundheit zu erhalten und wiederzuerlangen – im Einklang mit der Natur.

Anhang

Büchertips

Grunert, Peter, Grüner Tee – Die heilende Droge, Edition GIE
Hu Hsiang-fan, Zerbst, Marion, Natürlich gesund durch grünen Tee, Trias Verlag, Stuttgart 1998
Schwarz, Aljoscha, Schweppe, Ronald, Grüner Tee – Lebenselixier für Körper und Seele, Gräfe und Unzer Verlag, München 1998
Zittlau, Dr. Jörg, Grüner Tee für Gesundheit und Vitalität, Ludwig Buchverlag, München 1997

Hilfreiche Adressen

Bezugsquellen für biologischen Tee

OASIS – Teeversand GmbH
Weilindstr. 20–22
Postfach 17
D-72185 Empfingen
Tel. 07485-9767-0
Fax 07485-9767-99
email: biotea@t-online.de

nur natur
D-82549 Königsdorf
Tel. 08179-5368 od. -1325
Fax 08179-8211

Allos – Walter Lang
D-49457 Drebber
Tel. 05445-9899-0
Fax 05445-9899-14

Register

Abwehrkräfte stärken 101
Alkalaoide 15, 19, 32, 51
Allergien 101, 102
Alter 97
Aminosäuren 19
Anbaugebiete 12
Anwendungen, äußerliche 87
Apfelkur mit grünem Tee 116
Aphthen 87
Appetitlosigkeit 111
Aromastoffe 18, 19
arteriosklerotische Plaques 107
Arteriosklerose 106
Assam-Grüntees, indische 60
ätherische Öle 13, 18, 19, 58
Auflagen 87
Aufstoßen 112, 113
äußerliche Anwendungen 87

B-Vitamine 27
Bäder 87
ballaststoffreiche Kost 109
Bancha 59, 65
Beta-Carotin 30, 54
Beurteilungskriterien 61
Bewegung 109
Bewegungsmangel 16
Bindehautentzündung 88
Bioflavonoide 107
Biotin 30
Bitterstoffe 20, 110, 111
Blähungen 112
Bluthochdruck 105

Camellia assamica 11
Camellia japonica 12
Camellia sinensis 11
Ceylon Koslanda 67
chinesische Methode 70
Chinesische Tees 63
  Chun Mee 63
  Drachenbrunnentee 64
  Einsteiger-Tee 63
  Gu Zhang Mao Jian 63
  Gunpowder 63
  Hyson 63
  Jin Zhu Mao Jian 63
  Ju Hua Cha 63
  Long Jing 64
  Lu Shan Wu 64
  Lung Ching 64
  Moon-Palace 64
  Perlentee 63
  Pi Lo Chung 64
  Silver Dragon 64
  White Snow 64

chinesische Teezeremonie 44
Cholesterinspiegel 107, 118
Chun Mee 59, 63

Darmflora 20, 28
Deutsche Härtegrade 73
Diabetes mellitus 120
Durchblutungsstörungen 109
Durchfall 86
Durchfallerkrankungen 115

Earl Grey Tee 58
East India Company 10
EGCG 22, 101, 135, 138
Einkaufshilfen
Einsteiger-Tee 59, 63
Eisen 24
Ekzeme 87, 131
Epigallo-catechin-3-gallat 22
Ernährung 16, 117, 126, 139
Ernährungstherapie 123
Ernte, maschinelle 55
Erste-Hilfe-Maßnahmen 20, 85

Farbe 61
Fermentation 14, 108
Fettstoffwechselstörungen 118
Flavonoide 19, 33
Fluor 24, 25
freie Radikale 53, 54, 99
Fruchtaromen 58

Genmaicha 66
Genußmittel 109
Genußmittelmißbrauch16
Gerbstoffe 14, 15, 18, 19, 21, 54, 65, 107, 116
Geruch 61
Geschmack 61, 62
Gesunderhaltung 93
Gesundheitsspender 10
Gicht 124
Glutaminsäure34

Glutathion 34
Grapefruitkern-Extrakt 104, 134
Griffigkeit 61
Grüner Assam 67
Grüner Darjeeling 67
Grüntee, aromatisiert 58
Grüntee-Extrakte 54
Grüntee-Kosmetika 54, 89
Gu Zhang Mao Jian 63
Gunpowder 59, 63
gurgeln 87, 102, 133, 134
Gyokura 65
Gyokura Hisahomare 60
Gyotura-Tees 60

Haarausfall
Halsentzündung 87
Hamamelis-Blätter 130
Handpflückung 55
Härtebereiche 75
Härtegrade (Tabelle) 85
Hausapotheke 85 ff
Hautleiden 28
Hautreizungen 131
Heileigenschaften (Tabelle) 94
Heilerde 86
Heilmittel 9, 17
Herzinfarkt 106
Honjicha 66
Hypertonie 105
Hyson 63

Immunschwäche 101
Immunsystem 20, 24
Infektionen 101
Inhaltsstoffe 18 f
innere Harmonie 48, 49

japanische Methode 71
japanische Tees 65
Bancha 65
Sencha 65
Gyokuro 65
Matcha 66
Kokaicha 67
Honjicha 66
Genmaicha 66
japanische Teezeremonie 10
Jasmintees 58
Jin Zhu Mao Jian 59, 63
Ju Hua Cha 63

Kaffeekohle 86
Kanne 72, 77
Karies 135
Kariesprophylaxe 136
Katechine 101, 138
Kinder 96
Kochvorgang 76
Koffein 17, 21, 33, 36, 51, 65
Koffeindosis 39
Koffeinwirkung 21
Kojaicha 66
Kopfschmerzen 9

Grüntee-Kosmetik
Grüntee-Lotion 92
Grüntee-Thymian-Creme 91
Gurken-Grüntee-Frischcreme 92
Mandelöl-Grüntee-Nährcreme 90

Kosmetikprodukte, natürliche 54
Kostprobe 62
Krebsarten 22
Krebserkrankungen 136

Lagerdauer 61
Lagerung 68
Lanolin 90
Lapachorinde 104
Lapachotee 134
Leber-Schutzwirkung 119
Leistungstief 50
Long Jing 64
Lu Shan Wu 64
Lung Ching 64

Magenschleimhautentzündung 114
Magnesium 24
Mangan 24, 25
Matcha 66
Matcha-Tee zubereiten 66
Methode aus der Ming Dynastie 72
Methode des Teeöffnens 70
Mineralstoffe 15, 18, 23
Moon-Palace 64
Mundgeruch 112, 113
Mundhygiene 131
Mundsoor 133

naturidentische Aromastoffe 59
natürliche Kosmetikprodukte 54
natürliches Aroma 59
Niacin 30

Oolong-Tee 13, 57, 67

Pantothensäure 29
Parodontose 132
Peptide 19
Perlentee 63
Phosphor 24
Pi Lo Chung 64

Pilzinfektionen 104
Plaques 135
Pulvertee 66
purinarm essen 124

Qualitätsmerkmale 61

Rachenentzündung 87
radioaktive Strahlung 127
Rezepte
Früchte-Grüntee für Kinder 77
Eistee mit Grünem Tee 79
Grüntee mit Apfelsaft 78
Grüntee mit Eis 84
Grüntee mit Kräutern 80
Grüntee-Buchweizen-Pfannkuchen 82
Grüntee-Nudeln 82
Grüntee-Parfait 84
Grüntee-Vanille-Pudding 83
Grüntee-Waffeln 83
Punsch 81
Thé à la monde 79
Rheuma 122
richtig aufbewahren 67
Rollvorgang 56

Saponine 20
Saponine 54, 107
Säure-Basen-Gleichgewicht 124
Schlaganfall 108
schnelle Zubereitung 71
Schönheit 52, 53, 54
Schürfwunden 87
Schwangerschaft 95
Sencha 59, 65
Silver Dragon 64
Silver-Needle 60
Sitzbäder 104
Sodbrennen 112, 113
Sonnenbrand 88, 128
Sport 97
spülen 132, 134, 87
Spülungen 130
Spurenelemente 18, 23
Steinleiden 126
Stoffwechselstörungen 117
Streß 16
südindischer Oothu 67

taktile Wahrnehmung 61
Tee-Anbauer 12
Teebereitung 9, 38
Teebeutel 62
Teedosen 67
Teegärten 13, 55
Teegeschirr 43
Teegewächse 11
Teehaus 41
Teekultur 9, 42
Teeländer 55
Teepflanze 12
Teeplantage 55
Teeproduktion 55
Teezeremonie 41, 48
Teezeremonie, chinesische 44
Teezeremonie, japanische 10
Teezubereitung 10
Teilbad 88, 104
Theanin 38
Theobromin 33
Theophyllin 33
Traditionelle Chinesische Medizin 93
Trockenbürsten 109

Übersäuerung 104, 122, 125
Umkehrosmose-Geräte 74
Umschlag 87, 129, 131

Verdauungsbeschwerden 85
Verdauungsschwäche 110
Verletzungen 87
Verpackungseinheiten 62
Vitamin C 26, 54, 138
Vitamin E 31, 54
Vitamin K 32
Vitamine 14, 15, 18, 26
Vitaminspender 10
Vollbad 88
Vollwertkost 109
Vorbeugung 93, 98

Waschungen 104
Wasser, weiches 73
Wasseralternativen 75
Wasserdampfbehandlung 56
Wasserfilterkannen 74
Wasserfilterung 74
Wasserverbesserung 73
Watteauflage 87
Wechseldusche 109
Weißer Tee 57
White Snow 64
Wirkungsspektrum 15
Wundbehandlung 19
Wundheilung 20

Zahnfleischentzündung 87
Zahnpflege 131
Ziehdauer 38
Zink 24
Zubereitung 69
Zuckerkrankheit 120